Collana a cura di
Carlo Caltagirone
Carmela Razzano
Fondazione Santa Lucia, IRCCS, Roma

Springer

Milano
Berlin
Heidelberg
New York
Hong Kong
London
Paris
Tokyo

Gian Daniele Zannino

Il disturbo semantico
Inquadramento teorico, valutazione e trattamento

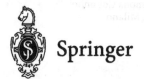

Springer

Gian Daniele Zannino
Fondazione Santa Lucia, IRCCS
Università Tor Vergata
Roma

Springer-Verlag Italia
una società del gruppo BertelsmannSpringer Science+Business Media GmbH

© Springer-Verlag Italia, Milano 2003

ISBN 978-88-470-0217-3

Progetto grafico della copertina: Simona Colombo
Fotocomposizione: Graficando snc, Milano

SPIN: 10926550

Prefazione alla collana

Nell'ultimo decennio gli operatori della riabilitazione cognitiva hanno potuto constatare come l'intensificarsi degli studi e delle attività di ricerca abbiano portato a nuove ed importanti acquisizioni. Ciò ha offerto la possibilità di adottare tecniche riabilitative sempre più efficaci, idonee e mirate.

L'idea di questa collana è nata dalla constatazione che, nella massa di testi che si sono scritti sulla materia, raramente sono stati pubblicati testi con il taglio del "manuale": chiare indicazioni, facile consultazione ed anche un contributo nella fase di pianificazione del progetto e nella realizzazione del programma riabilitativo.

La collana che qui presentiamo nasce con l'ambizione di rispondere a queste esigenze ed è diretta specificamente agli operatori logopedisti, ma si rivolge naturalmente a tutte le figure professionali componenti l'equipe riabilitativa: neurologi, neuropsicologi, psicologi, foniatri, fisioterapisti, insegnanti, ecc.

La spinta decisiva a realizzare questa collana è venuta dalla pluriennale esperienza didattica nelle Scuole di Formazione del Logopedista, istituite presso la Fondazione "Santa Lucia" - IRCCS di Roma. Soltanto raramente è stato possibile indicare o fornire agli allievi libri di testo contenenti gli insegnamenti sulle materie professionali, e questo sia a livello teorico che pratico.

Tutti gli autori presenti in questa raccolta hanno all'attivo anni di impegno didattico nell'insegnamento delle metodologie riabilitative per l'età evolutiva, adulta e geriatrica. Alcuni di essi hanno offerto anche un notevole contributo nelle più recenti sperimentazioni nel campo della valutazione e del trattamento dei deficit comunicativi. Nell'aderire a questo progetto editoriale essi non pretendono di poter colmare totalmente la lacuna, ma intendono soprattutto descrivere le metodologie riabilitative da essi attualmente praticate e i contenuti teorici del loro insegnamento.

I volumi che in questa collana sono specificamente dedicati alle metodologie e che, come si è detto, vogliono essere strumento di consultazione e di lavoro, conterranno soltanto brevi cenni teorici introduttivi sull'argomento: lo spazio più ampio verrà riservato alle proposte operative, fino all'indicazione degli "esercizi" da eseguire nelle sedute di terapia.

Gli argomenti che la collana intende trattare vanno dai disturbi dell'apprendimento dell'età evolutiva, all'afasia, alle disartrie, alle aprassie, ai disturbi percettivi, ai deficit attentivi e della memoria, ai disturbi comportamentali delle sindromi postcomatose, alle patologie foniatriche, alle ipoacusie, alla balbuzie, ai disturbi del calcolo, senza escludere la possibilità di poter trattare patologie meno frequenti (v. alcune forme di agnosia).

Anche la veste tipografica è stata ideata per rispondere agli scopi precedentemente menzionati; sono quindi previste in ogni volume illustrazioni, tabelle riassuntive, elenchi di materiale terapeutico che si alterneranno alla trattazione, in modo da semplificare la lettura e la consultazione.

Nella preparazione di questi volumi si è coltivata la speranza di essere utili anche a quella parte di pubblico interessata al problema, ma che non è costituita da operatori professionali e da specialisti.

Con ciò ci riferiamo ai familiari dei nostri pazienti e agli addetti all'assistenza che spesso fanno richiesta di poter approfondire con delle letture la conoscenza del problema, anche per poter contribuire più efficacemente alla riuscita del progetto riabilitativo.

Roma, giugno 2000

C. Caltagirone
C. Razzano
Fondazione Santa Lucia
Istituto di Ricerca e Cura a Carattere Scientifico

Indice

Parte II
Valutazione e trattamento del disturbo della memoria semantica

Parte I

**Inquadramento
teorico
del disturbo
della memoria
semantica**

Capitolo 1
Il linguaggio tra le altre facoltà mentali

L'attività mentale dal punto di vista neuropsicologico

Uno degli assunti cardine della neuropsicologia fin dalla sua nascita nella seconda metà del XIX secolo, è che l'attività mentale sia il risultato di una serie di facoltà complesse basate sul funzionamento coordinato di sottocompetenze più elementari, ciascuna delle quali può andar soggetta a una compromissione selettiva a causa di un danno a carico del sistema nervoso centrale e in particolare della corteccia cerebrale. Se ciò è vero per la memoria, per le abilità visuospaziali o per le competenze aritmetiche è vero senz'altro anche per il linguaggio. Anch'esso è il frutto del funzionamento combinato di sottounità relativamente indipendenti sia dal punto di vista del compito che svolgono sia da quello del tessuto nervoso in cui materialmente hanno luogo.

Ma su cosa si basa l'assunto che esistano facoltà mentali nettamente distinte le une dalle altre e che queste siano a loro volta scomponibili in unità funzionalmente e anatomicamente indipendenti? E ancora, qual è il metodo con cui il ricercatore tenta di stabilire quali e quante siano le facoltà mentali e le unità elementari di cui queste si compongono? In effetti le ragioni a favore di un'indipendenza funzionale e anatomica di singoli "moduli" mentali sono strettamente connesse con il metodo elettivo della ricerca neuropsicologica: l'osservazione di pazienti cerebrolesi alle prese con compiti cognitivi. Se oggi qualsiasi manuale di neuropsicologia dedica due capitoli distinti uno alla memoria e uno al linguaggio, sancendo così l'indipendenza di queste due facoltà mentali, ciò dipende dal fatto che sono stati osservati pazienti *amnesici*, che in seguito a un danno neurologico hanno perduto la memoria ma non le competenze linguistiche e pazienti *afasici*, che sempre in seguito a un danno neurologico – ma diversamente localizzato – hanno perduto, in tutto o in parte, l'uso del linguaggio ma non la capacità di ricordare. D'altro canto, restando nell'ambito della facoltà del linguaggio, se ha senso dedicare un volume al disturbo semantico nell'afasia è perché tra i pazienti afasici ve ne sono alcuni che hanno problemi con il significato delle parole ma non, per esempio, con i suoni che le compongono, mentre altri presentano il quadro opposto.

Questioni di metodo

Dunque la ricerca neuropsicologica basa sull'osservazione dei pazienti cerebrolesi l'indipendenza funzionale e anatomica di un certo numero di attività mentali. Vediamo più in dettaglio come. La prima cosa da notare è che noi non possiamo osservare direttamente le operazioni mentali ma soltanto condotte di cui possiamo ipotizzare che una data operazione mentale sia il prerequisito. Se io presento a un amico una persona e il giorno dopo mi accorgo che la chiama per nome, posso inferirne qualcosa a proposito della sua *memoria* ma ciò che osservo è ciò che fa *grazie alla memoria* non il funzionamento della sua memoria. Questo apparirà ancora più chiaro riflettendo sul fatto che una diversa condotta non implica necessariamente un difetto di memoria; l'amico in questione potrebbe non chiamare per nome la nuova conoscenza, non perché lo ha dimenticato, ma perché non ritiene di essere in rapporti sufficientemente confidenziali per farlo.

Strettamente connesso con il fatto che le operazioni mentali non sono direttamente osservabili è il seguente problema: quante diverse operazioni mentali richiede una data condotta? Tornando all'esempio precedente chiamare una persona per nome non implica solo il ricorso alla memoria ma anche l'uso del linguaggio. Ma se l'attività mentale non è direttamente osservabile e le condotte osservabili non sono in rapporto biunivoco con le attività mentali come possiamo, tramite l'osservazione dei pazienti cerebrolesi, ricostruire l'inventario delle attività mentali? La prima cosa da considerare è che, se è vero che una condotta può sottendere più operazioni mentali, è altrettanto vero che una stessa operazione mentale si può manifestare in più condotte diverse. Chiamare una persona per nome implica sia memoria sia facoltà linguistiche, ma il linguaggio è richiesto in una serie di altre condotte in cui la memoria non c'entra e viceversa: per denominare figure non serve la memoria, per ricordarsi la strada di casa non serve il linguaggio (Fig. 1.1). Se le cose stanno così l'abilità mentale che possiamo individuare grazie all'osservazione di un paziente cerebroleso è quella implicata in tutte le cose che egli non sa più fare e in nessuna di quelle che egli è ancora in grado di fare. Ovviamente l'osservazione di un solo paziente non consentirà di stabilire se c'è un'unica operazione mentale comune a tutte le condotte che egli non riesce più a padroneggiare, o se egli ha perso contemporaneamente due o più facoltà indipendenti. Se, ad esempio, un paziente fallisce sia quando gli viene richiesto di dire il nome di un oggetto sia quando gli viene richiesto di scriverlo, ne dovrò concludere che esiste un'unica facoltà mentale che presiede all'attività di denominazione oppure che il paziente in questione ha perso contemporaneamente la facoltà di produrre risposte orali e quella di produrre risposte scritte? È chiaro che per dirimere la questione occorre l'osservazione di altri pazienti, con prestazioni in qualche modo complementari. Cosa significa in neuropsicologia "complementari" è definito dal principio noto come *doppia dissociazione*. Applicando questo principio al caso proposto esso reciterebbe così: per poter affermare che denominare oralmente e per iscritto sono condotte riconducibili a due operazioni mentali distinte, devo osservare un paziente in grado di produrre risposte orali ma non scritte ed uno in grado di produrre risposte scritte ma non orali, in caso contrario dovrò concluderne che l'operazione mentale sottesa a queste due attività è la stessa ma che un compito è semplicemente più difficile dell'altro. Potrebbe darsi infatti che scrivere una parola sia semplicemente più difficile che pronunciarla pur richiedendo il ricorso alle stesse competenze, un po' come spiccare un salto di un metro è più difficile che spiccare un salto di 50 centimetri pur essendo coinvolti gli stessi muscoli e le stesse vie nervose.

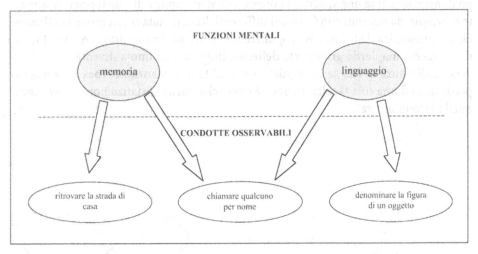

Fig. 1.1. Rapporto tra condotte osservabili e funzioni mentali richieste per metterle in atto: una sola condotta può richiedere più funzioni mentali, mentre una stessa funzione mentale può manifestarsi in più di una condotta

L'autonomia anatomica delle funzioni mentali

Concludiamo questo discorso introduttivo con qualche considerazione su un altro aspetto dell'autonomia delle abilità mentali a cui abbiamo fatto allusione: l'autonomia anatomica. Quando i ricercatori del XIX secolo proposero i primi modelli di facoltà mentali complesse scomposte in sottooperazioni, si nutriva una gran fiducia che presto o tardi si sarebbe riusciti a localizzare ciascuna operazione mentale in una precisa area della corteccia cerebrale. Oggi questa fiducia si è molto ridimensionata alla luce di dati discordanti provenienti dalle moderne tecniche di neuroimmagine che hanno consentito di localizzare in vivo la sede lesionale in un ampio numero di pazienti cerebrolesi affetti da ogni sorta di deficit cognitivo. I risultati di queste ricerche hanno messo in evidenza che non è sempre possibile prevedere la sede lesionale in base al disturbo cognitivo esibito dal paziente né è possibile, d'altro canto, prevedere il quadro clinico in base alla conoscenza della sede lesionale. Ciò che è vero per funzioni elementari come la forza muscolare o la sensibilità somatica che vengono soppresse in singoli distretti corporei in relazione alla localizzazione di una lesione su specifiche aree corticali, non sembra vero per le facoltà mentali superiori (Fig.1.2). Sebbene non sia questa la sede per approfondire questa problematica, vale la pena tuttavia osservare che rinunciare a un'ipotesi strettamente localizzazionista non implica abbandonare l'idea che singole sottooperazioni mentali siano affidate a un sostrato neuroanatomico specializzato[1]. L'indipendenza anatomica delle funzioni mentali non significa cioè che esse siano localizzate in singole aree corticali, deputate ad un'unica funzione. In altre parole, il fatto che un gruppo di neuroni abbia una specificità funzionale non implica che sia topograficamente segregato da neuroni con funzioni differenti. Riformulata così, l'ipotesi dell'autonomia anatomica delle funzioni cognitive non entra più in conflitto con i dati forniti dalla ricerca ma perde gran parte delle sue implicazioni fino a diventare per certi versi addirittura ovvia: se in seguito alla perdita di sostanza nervosa un soggetto perde una ed una sola facoltà mentale è ovvio che quella sostanza non serviva che a quella facoltà mentale.

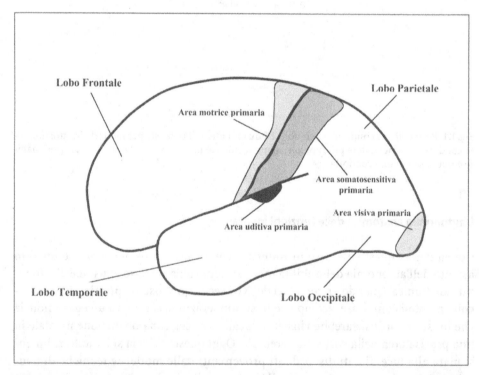

Fig. 1.2. Nelle aree motrice primaria e somatosensitiva primaria sono rappresentati i vari distretti del corpo. Lesioni in determinate porzioni di queste aree causano rispettivamente un deficit di forza o di sensibilità nel distretto corrispondente. L'area visiva primaria e uditiva primaria, se lese, causano rispettivamente cecità e sordità

[1] Cfr. quanto osservato a proposito degli studi sulla sede lesionale nel Capitolo 6.

Linguaggio e pensiero

Il rapporto tra linguaggio e pensiero è un argomento senza dubbio affascinante. Quesiti come: è possibile che un essere privo di linguaggio sia dotato di pensiero? o: in che misura la lingua che parliamo condiziona la nostra visione del mondo? Sono da sempre oggetto di dibattito negli ambiti disciplinari più diversi, filosofico, psicologico, linguistico. In questo capitolo restringeremo il campo alla neuropsicologia, tratteggiando quella che potremmo definire una versione neuropsicologica del problema dei rapporti tra linguaggio e pensiero.

Come si è detto, lo scopo della ricerca neuropsicologica è quello di suddividere l'attività mentale in unità e sottounità il più possibile indipendenti, in modo da poter ricondurre condotte cognitive patologiche al malfunzionamento di una o più di esse. Linguaggio e pensiero si candidano intuitivamente ad essere due di queste unità maggiori, basate a loro volta sul contributo di sottounità discrete. Stando così le cose l'interrogativo sui rapporti tra linguaggio e pensiero nella sua versione neuropsicologica dovrebbe suonare all'incirca così: "il pensiero e il linguaggio hanno sottounità funzionali in comune? E se sì, quali?"

Una delle operazioni mentali che sicuramente nessuno avrebbe difficoltà a definire come un'attività di pensiero è quella che consiste nel classificare. Classificare significa assegnare entità reali a una determinata classe; gli oggetti appartenenti a una stessa classe, pur essendo diversi tra di loro, possono essere considerati uguali *da un certo punto di vista*; questo punto di vista coincide con il criterio di classificazione applicato. L'utilità, in senso adattivo, di una simile operazione è indubitabile: se sono in grado di classificare un oggetto mai visto potrò trattarlo in un certo senso come un oggetto noto, scegliendo la condotta che ho sperimentato essere la più conveniente con quella classe di oggetti. Ad esempio, se una persona si trova di fronte una bottiglia che non ha mai visto prima, dal momento che la considera tale, potrebbe riempirla d'acqua e metterla in frigo, diversamente si comporterebbe se, a suo giudizio, si trattasse di un vaso da fiori. A uno stesso insieme di oggetti si possono ovviamente applicare criteri classificatori diversi a seconda delle esigenze; se ho bisogno di oggetti appuntiti, forbici e matite potranno rientrare nella stessa classe ad esclusione per esempio di monete, se invece ho bisogno di oggetti metallici, a risultare escluse applicando il nuovo criterio allo stesso insieme, sarebbero le matite.

In che misura l'attività classificatoria, che abbiamo ora descritto, potrebbe avere a che fare con il linguaggio? Abbiamo fatto alcuni esempi di classificazione: "bottiglie", "oggetti appuntiti", "oggetti metallici"; in ognuno dei casi il criterio di classificazione era abbinato a un'espressione linguistica, un nome o un sintagma nominale. È abbastanza intuitivo che la relazione che abbiamo colto è tra il criterio di classificazione e il *significato* dell'espressione linguistica corrispondente e non tra il criterio di classificazione e la *forma sonora* dell'espressione linguistica corrispondente. Una simile corrispondenza non sarebbe di per sé impossibile; si verificherebbe infatti se considerassimo come appartenenti alla stessa classe forbici, fotografie e formiche perché le parole corrispondenti cominciano per /fo/ oppure case, gatti e sassi perché le parole che li designano sono tutte bisillabiche; simili criteri classificatori tuttavia, non avrebbero nessun valore adattivo[2].

Sembra dunque verosimile che un punto di contatto tra l'architettura funzionale del linguaggio e quella del pensiero possa trovarsi al livello del significato delle parole, sul versante del linguaggio e dell'attività classificatoria sul versante del pensiero. Un altro nome per ciò che abbiamo chiamato criterio classificatorio è *concetto*. Classificare significa allora riconoscere un'entità particolare come un esemplare di un dato concetto: è grazie al concetto di animale che posso considerare un cane e un elefante come elementi della stessa categoria. Il rapporto tra linguaggio e pensiero, dal nostro punto di vista, potrebbe quindi venir riformulato in termini di rapporti tra significati delle parole e concetti. Nei prossimi due paragrafi proporremo alcune considerazioni su questo argomento. Vale tuttavia la pena di chiarire da subito che né la neuropsicologia classica né le elaborazioni teoriche più moderne hanno fornito modelli in grado di operare una chiara distinzione tra significati delle parole e concetti. Al contrario, una lunga tradizione, nella quale questo stesso contributo si inscrive, pone una sostanziale identità tra significato e concetto.

L'ipotesi Sapir-Whorf

Prenderemo in esame i vari aspetti del rapporto tra parole e concetti partendo da un'ipotesi, molto attuale verso la metà del '900, la quale, sebbene oggi venga unanimemente respinta (almeno nella sua "forma forte") ha il pregio di mettere l'accento su alcuni aspetti centrali della questione. Parliamo dell'ipotesi del "determinismo linguistico" nota anche come ipotesi Sapir – Whorf. Non intendo qui soffermarmi sul contesto storico-culturale in cui l'ipotesi si è sviluppata[3]; limitiamoci a seguire il filo del ragionamento. È un dato di fatto che i lessici delle diverse lingue non siano isomorfi, ciò significa che, per una parola in una data lingua, non necessariamente si troverà, in una lingua diversa, un'altra parola che abbia lo stesso identico significato. Per esempio, se si cerca in tedesco il corrispondente della parola italiana *nipote* non lo si troverà; al suo posto troveremo due parole: una (*Nichte*) per designare il "figlio di un figlio", l'altra (*Neffe*) per designare il "figlio di un fratello". Anche la parola inglese *helmet* non corrisponde a nessuna parola italiana in quanto significa sia ciò che noi chiamiamo *elmo* sia ciò che chiamiamo *casco* (Fig. 1.3). Abbiamo già osservato che per classificare la realtà ci avvaliamo di una serie di criteri, che questi criteri sono verbalizzabili, e che sono in relazione con il significato delle espressioni verbali corrispondenti. Se fondiamo il non isomorfismo dei lessici con la verbalizzabilità dei criteri di classificazione otteniamo il nucleo dell'ipotesi sul

---

[2] Il motivo di questo sta nell'arbitrarietà del rapporto tra significato e significante, teorizzata dal linguista svizzero Ferdinand de Saussure, in virtù della quale, parole che si pronunciano in modo simile non somigliano anche nel significato (Saussure 1916).
[3] Il lettore interessato potrà approfondire in Lyons (1981, cap. 10.2) e Pinker (1994, cap. 3).

determinismo linguistico, il quale infatti prevede che la nostra capacità di individuare oggetti discreti nel mondo esterno dipenda dalla struttura del lessico della lingua che parliamo. Si noti che, nella sua "versione forte", l'ipotesi si spinge oltre l'affermare che non è possibile classificare la realtà se non sulla scorta del lessico; essa arriva infatti ad affermare che non è possibile individuare oggetti discreti se non su basi linguistiche. Tra i "campi semantici" a cui l'ipotesi è stata più spesso applicata figura quello dei colori[4]; si ragionava più o meno così: ogni lingua divide lo spettro dei colori stabilendo dei confini arbitrari nel continuum delle sensazioni cromatiche. Distinguere tra, poniamo, giallo e arancione sarà possibile solo ai parlanti le cui lingue, al livello lessicale, operano questa distinzione. Non ci soffermeremo sulla inadeguatezza di un'ipotesi di influsso lessicale sulle nostre capacità discriminative; è stato infatti facile dimostrare che anche i parlanti che non possiedono la distinzione linguistica tra giallo e arancione sono in grado di considerare "diversi" due cartoncini riproducenti i suddetti colori. Meno semplice è falsificare la versione debole dell'ipotesi, quella che asserisce un influsso del lessico sui criteri di classificazione, pur ammettendo che la percezione/discriminazione si sottragga alla sfera linguistica. Gli stessi studi sulla discriminazione dei colori intesi a falsificare la versione forte della teoria, fornirono un altro risultato interessante e, per certi versi, di segno opposto: i parlanti che possiedono più etichette lessicali (giallo e arancione) per suddividere una porzione dello spettro sono più bravi dei parlanti che possiedono una sola etichetta verbale per la stessa gamma cromatica quando si tratta di *ricordare* di quale colore sia un oggetto visto in precedenza, scegliendo tra due cartoncini colorati riferibili alternativamente ai settori giallo o arancione dello spettro. In altre parole, una cosa è discriminare tra giallo e arancione, un'altra è ricordarsi se una data cosa era gialla o arancione: nel secondo caso la struttura dei singoli vocabolari può fare davvero la differenza. Ricordare è un operazione per certi versi a metà strada tra percepire e classificare: probabilmente è facile ricordarsi che una cosa è gialla (e non arancione) solo se si ha il concetto di giallo; in questo senso un influsso della struttura del vocabolario sulla disponibilità dei concetti non sembra affatto inverosimile. Il problema è definire natura e portata di questo influsso; un conto è dire che non possiamo immaginare un dato concetto se la nostra lingua non possiede una parola corrispondente, un altro è dire che avere una parola corrispondente rende un dato concetto più immediatamente disponibile al nostro pensiero. Riprendiamo l'esempio del tedesco che ha le due parole *Nichte* e *Neffe* per riferirsi al campo semantico coperto dall'unico termine italiano *nipote*. Sebbene l'italiano non preveda questa distinzione al livello lessicale nessuno potrebbe sostenere che agli italiani non sia possibile tener distinti i concetti di "figlio di un fratello" e "figlio di un figlio". È interessante notare allora come non sia corretto dire che

---

[4] Per gli studi sui colori, in rapporto all'ipotesi Sapir-Whorf, vedi Legrenzi (1983, p.342).

nella nostra lingua manca l'etichetta verbale per il concetto di "figlio di un figlio", l'unica differenza è che in tedesco questa etichetta coincide con una singola parola mentre in italiano con un sintagma. Dunque è verosimile che la struttura del lessico possa rendere più o meno immediatamente disponibile un concetto alla mente del parlante, mentre non sembra probabile che possa imporci i criteri con cui classificare il mondo. In questo senso anche la versione debole del determinismo linguistico può considerarsi confutata.

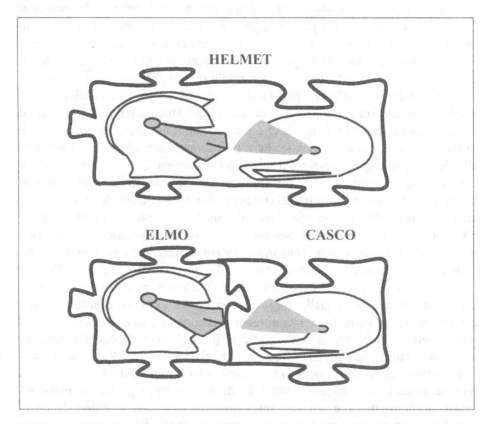

Fig. 1.3. Un esempio di non isomorfismo tra il lessico inglese e quello italiano. Dove il primo prevede una sola parola, il secondo dispone di due termini distinti per denominare lo stesso insieme di oggetti

Considerazioni sul non isomorfismo dei lessici

È tuttavia interessante soffermarsi a riflettere sul perché accade che una lingua abbia una parola per un certo concetto laddove un'altra deve ricorrere a una locuzione più complessa per esprimerlo. Le ragioni di ciò sono ovviamente culturali: è facile immaginare che esista una relazione tra complessità delle etichette verbali (parole singole, sintagmi, frasi) e salienza di un particolare concetto in seno a una data comunità linguistica; più un concetto è corrente e familiare e più tenderà a lessi-calizzarsi, cioè a venir espresso con una singola parola: in questo senso non sarà un caso se in italiano i concetti di "madre" (parola), "zio della madre" (sintagma) "zio del-la madre che ha studiato all'estero" (frase) sono espressi con etichette verbali di com-plessità crescente. Questo fenomeno è ben documentabile seguendo l'evoluzione storica dei lessici nelle singole lingue naturali: dal sintagma *lettera patente* si passa alla semplice *patente,* dalla locuzione del latino volgare *aqua fontana* si passa all'i-taliano *fontana*. Qualcosa di molto simile, all'interno di uno stesso momento stori-co, avviene nei così detti linguaggi settoriali; nel linguaggio dei baristi, ad esempio, si usa esprimere con la sola parola *vetro* quello che i non adetti ai lavori chiamano *caffè al vetro*. In questo caso, la maggior salienza del concetto che porta a una sua les-sicalizzazione non ha avuto luogo in una data fase storica ma in un dato ambiente la-vorativo. Ovviamente per lessicalizzare un concetto le lingue naturali possono ri-correre a molti altri meccanismi oltre a quello di "condensare" il significato di una locuzione in una delle sue parole. La descrizione di questi esula tuttavia dagli scopi di questo lavoro.

Tirando le somme di quanto abbiamo detto fino ad ora, potremmo affermare che, se esiste un influsso tra struttura del vocabolario e struttura dei concetti, è ve-rosimile che tale influsso sia reciproco: da una parte i concetti "importanti" tendo-no a lessicalizzarsi informando la struttura del lessico delle diverse lingue naturali; d'altro canto la struttura del vocabolario di ciascuna lingua esercita un influsso sull'attività classificatoria del parlante nella misura in cui i concetti lessicalizzati sono più immediatamente disponibili.

Il dato indubitabile che i lessici delle diverse lingue non sono completamente iso-morfi e l'interpretazione di questo in termini di differenze interculturali non deve far sopravvalutare le differenze tra le lingue e culture a scapito delle analogie. Esistono delle invarianti culturali, in parte legate a caratteristiche biologiche condivise da tut-ti gli esseri umani, che sicuramente garantiscono alle strutture lessicali nelle diver-se lingue più analogie di quante non siano le differenze: se è vero che nella lingua de-gli eschimesi esistono molte più parole per denominare i diversi tipi di precipita-zioni nevose che non in qualsiasi lingua europea è altrettanto vero che, probabil-mente, non esiste una sola lingua al mondo che non prevede un vocabolo per il con-cetto di cibo o per quello di acqua.

Il significato di parole e cose

Torniamo all'ipotesi da cui abbiamo preso le mosse e cioè di un contatto tra archi-tetture funzionali di linguaggio e pensiero, da collocarsi al livello della semantica delle parole e dell'attività classificatoria. Alla luce di quanto abbiamo detto non sem-bra inverosimile proporre che il significato delle parole non sia altro che un sot-toinsieme cristallizzato e storicamente (e biologicamente) determinato degli infiniti criteri classificatori (ovvero concetti) che l'attività di pensiero potrebbe produrre. In altre parole, ogni uomo è libero di pensare qualsiasi concetto: quelli che (per ragioni biologiche o culturali) sono, o sono stati, più centrali nella comunità linguistica di cui fa parte coincideranno con il significato di altrettante parole, quelli più "originali" richiederanno il ricorso a locuzioni sempre più complesse per essere espressi.

Se le cose stanno come abbiamo proposto, cosa implica un disturbo della sfera semantica sulla capacità di elaborare concetti? O ancora: può esistere un disturbo semantico distinto sul piano comportamentale da un disturbo concettuale? Questi interrogativi sono ben lontani dall'essere stati risolti; anzi, per ora non sono stati neppure affrontati se è vero che, come si è detto, la ricerca neurolinguistica non ha ancora operato una chiara distinzione tra competenza circa il significato delle parole e competenze concettuali. Tulving (1972) in un lavoro che è rimasto un punto di riferimento negli studi neuropsicologici sulla semantica, definisce significativamente quella che egli chiama *memoria semantica*, come la competenza che ci consente di attribuire significato alle parole e alle cose, sancendo così una sostanziale uguaglianza tra significati e concetti. Parafrasando il pensiero di Tulving, Baddley (1982) afferma: "la conoscenza di una parola o della formula chimica del sale o della capitale della Francia, sarebbero tutti esempi di memoria semantica".

Nel seguito di questo volume non tenteremo più di tenere distinto l'aspetto verbale da quello extraverbale, ma ci limiteremo a riferire quali sono i maggiori risultati che la neuropsicologia ha raggiunto nel tentativo di comprendere la natura e le caratteristiche delle competenze semantico-concettuali e dei loro disturbi. Quando, nella seconda parte di questo lavoro (Cap. 10), affronteremo nuovamente il problema dei rapporti tra linguaggio e pensiero, lo faremo da una prospettiva abbastanza diversa; senza la pretesa di distinguere tra concetti e significati, si tratterà allora di discriminare tra disturbi semantico-concettuali e disturbi del ragionamento che non implicano il ricorso a competenze semantico-concettuali: posto in questi termini il rapporto tra linguaggio e pensiero rientra effettivamente nell'ambito di ciò su cui la ricerca neuropsicologica ha qualcosa da dire.

Capitolo 2
Significato e significante nei modelli neuropsicologici

Il modulo semantico nell'architettura funzionale del linguaggio

L'idea che il linguaggio potesse essere ricondotto al funzionamento coordinato di componenti relativamente autonome tra di loro fu al centro delle speculazioni teoriche che caratterizzarono la nascita della moderna afasiologia negli ultimi decenni del XIX secolo. Questa intuizione, legata all'opera di autori quali Broca, Wernicke e Lichtheim, venne duramente attaccata dai ricercatori della generazione successiva (Head, Pierre Marie, Goldstein) che ritenevano implausibile sia la localizzazione di singole funzioni cognitive in aree cerebrali discrete, sia la possibilità di osservare più forme di afasia, qualitativamente diverse, riconducibili all'inattivazione patologica di diversi sottosistemi funzionalmente autonomi. Dopo circa mezzo secolo di oblio, attorno agli anni sessanta del XX secolo, la neuropsicologia cognitivista ha riproposto l'idea di un architettura mentale formata da moduli funzionalmente isolabili, svincolandola però dalle originarie implicazioni strettamente localizzazionistiche. In virtù di questa ideale continuità tra l'opera dei cosiddetti "diagrammisti"[1] del XIX secolo e i modelli modulari della neuropsicologia attuale, inizieremo il nostro discorso sul posto occupato dalla semantica nell'architettura funzionale del linguaggio a partire dai modelli elaborati nella seconda metà dell'800.

I modelli dell'afasiologia classica

Tra i precursori classici dei moderni modelli neurolinguistici attuali, uno dei primi e più influenti fu quello proposto dal Carl Wernicke nel suo *Der Aphasische Symptomencomplex: Eine Psychologische Studie auf anatomischer Basis*, uscito nel 1874. Secondo Wernicke per capire e produrre il linguaggio bisogna avere a disposizione le *immagini uditive* delle parole come pure le *immagini articolatorie* delle stesse; inoltre, bisogna essere in grado di associare le prime alle seconde, abilità que-

---

[1] Diagrammisti -diagram makers- è una espressione spregiativa coniata da Head (1926) con allusione ai modelli, modulari ante literam, dei ricercatori del XIX secolo. Sulla nascita della neuropsicologia e sulla continuità tra il pensiero dei diagrammisti e l'approccio cognitivista vedi Gainotti (1996) e Shallice (1988, cap.1).

sta, particolarmente importante durante la fase di acquisizione del linguaggio quando il bambino impara a pronunciare le parole che ascolta. Le *immagini uditive* secondo le concezioni dell'epoca erano da intendersi come ricordi di parole effettivamente udite in passato; questi ricordi si riteneva fossero immagazzinati in una particolare regione della corteccia cerebrale, nota oggi come area di Wernicke, coincidente con la porzione posteriore della prima circonvoluzione temporale dell'emisfero sinistro. Le *immagini articolatorie* d'altro canto, erano intese come ricordi di movimenti articolatori di cui si è fatta esperienza nel pronunciare singole parole. Anche queste immagini si riteneva fossero immagazzinate in una particolare area cerebrale; il piede della terza circonvoluzione frontale sinistra, che pochi anni prima Paul Broca (Broca 1861) aveva indicato come sede del linguaggio articolato[2] e oggi nota come area di Broca. Anche la capacità di associare parole udite a parole pronunciate era garantita nel modello di Wernicke dall'integrità di una particolare struttura anatomica: un fascio di fibre nervose, capace di mettere in comunicazione le due aree cerebrali (il fascicolo arcuato). In base al suo modello, Wernicke era in grado di prevedere tre forme qualitativamente distinte di afasia, riconducibili alla lesione selettiva di ciascuna delle tre strutture neuroanatomiche deputate al linguaggio: l'area di Broca, l'area di Wernicke e il fascicolo arcuato. La lesione di un sostrato anatomico implicava la perdita della sola funzione linguistica corrispondente in presenza di un risparmio delle altre componenti della facoltà del linguaggio. Nell'afasia da lesione dell'area di Broca si osservava un difetto nella produzione del linguaggio caratterizzato per esempio da errori in una prova di denominazione di oggetti, mentre la comprensione di parole udite era sostanzialmente integra. Nell'afasia da lesione dell'area di Wernicke il danno maggiore era a carico della comprensione, conseguente alla perdita delle immagini uditive delle parole che ne rendeva impossibile il riconoscimento; mentre nell'afasia detta di conduzione, risultante dalla lesione del fascicolo arcuato, il problema principale consisteva nell'incapacità di ripetere parole udite.

Se ci chiediamo qual è il posto riservato alla semantica nel modello di Wernicke la risposta è molto semplice e assieme sorprendente: nessuno.

Da un punto di vista semiotico, le parole sono i *segni* del codice "linguaggio" e, in quanto tali, possono essere scomposte in due elementi: un significato (che per ora non cercheremo di definire) e un significante, costituito dalla stringa di suoni linguistici ad esso associata. Il modello di Wernicke, in ciò anticipando la maggior parte dei modelli attuali, scompone il significante in due entità indipendenti: un significante, per così dire di input, coincidente con le immagini uditive delle parole ("depositate" nell'area di Wernicke), e un significante di output, costituito dalle immagini articolatorie delle parole ("depositate" nell'area di Broca). Il fascicolo arcuato, terzo ed ultimo elemento del modello neuroanatomico proposto da Wernicke ha il compito di

---

[2] Una lesione in questa sede, secondo il neurologo francese avrebbe prodotto un disturbo, da lui definito *afemia*, caratterizzato dall'incapacità di esprimersi oralmente in presenza di un risparmio della comprensione del linguaggio; vedi (Henderson 1992).

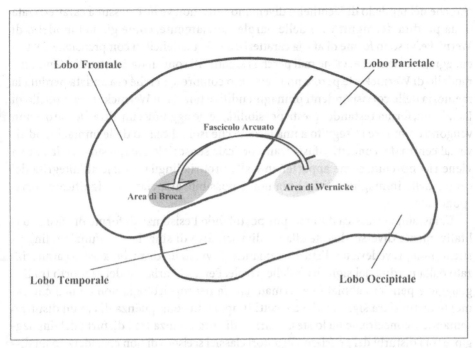

Fig. 2.1. Strutture neuroanatomiche alla base del modello di Wernicke; alla lesione di ciascuna delle tre strutture corrisponde un diverso quadro clinico di afasia. Notare l'assenza di un sostrato nervoso deputato all'elaborazione dei significati

mettere in contatto le due componenti del significante. Coerentemente con l'assenza del significato dal modello, non esiste secondo Wernicke una forma di afasia risultante dalla perdita elettiva del significato delle parole. È importante notare a questo proposito che il disturbo della comprensione delle parole viene interpretato secondo questo modello non come perdita del loro significato, bensì come perdita del loro significante di input. È un po' come dire che il paziente di Wernicke quando non capisce per esempio la parola "penna", sa che cosa è una *penna* ma non sa che la sequenza di suoni /p-e-n-n-a/ si riferisce a quel significato, anzi addirittura non sa che quella sequenza di suoni corrisponde a una parola della sua lingua.

Con Lichtheim le cose cambiano, in maniera però meno sostanziale di quel che potrebbe sembrare. Nel modello proposto nel 1885 dall'allievo di Wernicke, Lichtheim, ai centri delle immagini uditive e delle immagini articolatorie viene aggiunto in effetti un terzo centro: il centro dei concetti preposto all'elaborazione dei significati. Tuttavia questo centro ha due caratteristiche che lo rendono notevolmente diverso dai due centri deputati agli aspetti di input e output del significante: in primo luogo non ha una precisa localizzazione neuroanatomica e, in secondo luogo (ma a motivo di ciò), non può essere selettivamente compromesso da un danno cerebrale. Diretta conseguenza di questo è che, ancora una volta, tra le diverse sindromi afasiche, che nel modello di Lichtheim diventano sette, non ve ne è nessuna caratterizzata dalla perdita del significato delle parole. Ovviamente, come già nel modello di Wernicke, vi sono forme di afasia caratterizzate da un deficit di comprensione del linguaggio, ma ciò non avviene mai perché i significati sono andati distrutti. Mentre nel modello di Wernicke le parole non venivano comprese perché era andata perduta la memoria delle corrispondenti immagini uditive (afasia di Wernicke) nel modello di Lichtheim, ferma restando questa possibilità, se ne aggiunge un'altra[3]: le parole non vengono comprese in seguito a una lesione che isola il centro delle immagini uditive dal centro dei concetti (afasia transcorticale sensoriale), in questo caso la parola viene riconosciuta come appartenente alla propria lingua (grazie all'integrità del centro delle immagini uditive) ma non è possibile associarla al significato corrispondente.

L'afasiologia classica dunque, pur postulando l'esistenza di forme di afasia qualitativamente diverse, dovute alla perdita selettiva di singole sottofunzioni linguistiche, non prevedeva un disturbo semantico, ovvero un disturbo afasico caratterizzato dalla perdita dei significati delle parole. Perché? Parlando del rapporto tra linguaggio e pensiero abbiamo affermato che la neuropsicologia non ha mai chiaramente distinto tra significati e concetti (Cap. 1); in conseguenza di ciò un disturbo semantico-concettuale ha lo stesso diritto di cittadinanza tra i disturbi del linguaggio e tra i disturbi del pensiero. Gli autori classici scelsero di non considerarlo un disturbo del linguaggio e lo affrontarono, come vedremo nel prossimo capitolo, nell'ambito delle agnosie, ovvero dei disturbi del riconoscimento. Va tuttavia considerato che la rappresentazione diffusa, al livello cerebrale, che gli autori classici attribuivano al sapere concettuale, ne faceva un candidato assai improbabile ad un danno selettivo che lasciasse indenni le altre funzioni cognitive. Per questo motivo il disturbo semantico concettuale nei modelli classici è stato interpretato per lo più come un deficit dissociativo tra singole componenti sensoriali del sapere concettuale, mentre, la definizione circostanziata dal punto di vista sia clinico che teorico, di tale disturbo è in buona parte appannaggio della moderna neuropsicologia.

Il modello di Lichtheim

Il modello di Lichtheim (1885) riveste un indubbio interesse storico in quanto diretto precursore dei modelli oggi più accreditati. Ma c'è un altro motivo per conoscerlo più in dettaglio: esso è tuttora un punto di riferimento per la classificazione clinica delle afasie. Ciò vale senz'altro per quanto attiene ai disturbi del linguaggio orale; meno attuale è invece il suo ruolo per quel che riguarda i disturbi della lettura e della scrittura, e questo sia in relazione ai modelli teorici odierni che alla noso-

---

[3] In realtà altre due se si conta anche l'afasia subcorticale sensoriale; vedi oltre.

grafia clinica. Per questo motivo, ma anche perché le previsioni del modello di Lichtheim in questo ambito sono meno precise, tratteremo più in dettaglio i soli disturbi nella modalità orale.

Secondo il modello di Lichtheim, la capacità di comprendere e produrre il linguaggio parlato era affidata all'integrità di tre centri corticali e delle connessioni nervose tra di essi e con la periferia sensoriale e motoria. A questi centri se ne aggiungevano altri due dedicati rispettivamente alla lettura e alla scrittura. Tutti i centri corticali, meno quello deputato all'elaborazione dei concetti, erano localizzati in una regione più o meno ben circoscritta della corteccia cerebrale secondo la seguente mappa funzionale:

- centro delle immagini uditive delle parole: lobo temporale sinistro
- centro delle immagini articolatorie delle parole: circonvoluzione frontale inferiore sinistra
- centro grafomotorio: entrambi i lobi frontali
- centro delle immagini scritte delle parole: entrambi i lobi occipitali

Un correlato neuroanatomico altrettanto diretto spettava ovviamente alle vie di comunicazione tra i centri e con la periferia le quali erano rappresentate da altrettanti fasci di fibre nervose con un loro ben definito percorso.

Se si escludono i disturbi derivanti da lesioni al centro grafomotorio e a quello delle immagini scritte, il modello di Lichtheim era in grado di prevedere sette forme "pure" di afasia, derivanti cioè dalla lesione di un solo centro o di una sola "via". In particolare era possibile prevedere dei disturbi *corticali* derivanti dalla lesione di un "centro" localizzato; dei disturbi *commissurali*, derivanti da lesioni a carico di un fascio di fibre deputato a mettere in comunicazione due centri corticali e dei disturbi *subcorticali* derivanti dalla lesione di un fascio di fibre sotteso tra un centro corticale e la periferia motoria o sensoriale (rappresentate, rispettivamente dalle aree primarie motoria e sensoriale, nonché dai muscoli fonoarticolatori e dall'organo dell'udito, Fig. 1.2). Ciascuna di queste forme era caratterizzata dalla compromissione selettiva di alcune operazioni linguistiche e dal selettivo risparmio di altre. Come abbiamo già osservato nessuna forma di afasia era caratterizzata da una perdita specifica dei significati delle parole e ciò in conformità all'impossibilità di prevedere una lesione selettiva a carico di un centro non localizzato come quello dei concetti.

È importante notare che il fatto che lesioni a carico di singole strutture neuroanatomiche possano dar luogo a manifestazioni patologiche prevedibili in base al modello è un portato del fatto che le diverse possibili attività linguistiche (comprensione di parole udite, eloquio spontaneo, ripetizione, ecc.) sono riconducibili a un flusso orientato di attività nervosa attraverso vie e centri ben determinati. Di qui la possibilità di usare a scopo diagnostico una serie di compiti linguistici, ciascuno atto a verificare la funzionalità di un sottoinsieme di vie nervose e/o centri corticali.

Seguiamo in particolare il flusso dell'attivazione nei compiti di ripetizione, comprensione ed eloquio spontaneo. Perché la ripetizione abbia luogo è necessario percorrere in successione le seguenti tappe: dalla periferia sensoriale, i suoni delle parole vengono inviati all'area delle immagini uditive; da questa, tramite il fascicolo arcuato, l'attivazione viene trasmessa al centro delle immagini articolatorie e da qui infine raggiunge i muscoli degli organi preposti all'articolazione. Perché la comprensione di una parola udita abbia luogo, dopo aver raggiunto il centro delle immagini uditive l'attivazione deve venir inviata al centro dei concetti. Per esprimere a parole un concetto che si ha in mente, infine, bisogna essere in grado di trasferire l'attivazione, presente al livello del centro dei concetti, al centro delle immagini articolatorie e da qui ai muscoli articolatori.

Classificazione delle afasie secondo Lichtheim

Riassumiamo qui di seguito le principali caratteristiche dei disturbi linguistici nella modalità orale associati da Lichtheim alle diverse forme "pure" di afasia. Come si vedrà essi non sono sempre prevedibili in base ai flussi di attivazione ora descritti; in effetti in taluni casi bisogna ammettere il ruolo ancillare di altre strutture non direttamente coinvolte nel flusso principale per spiegare la caduta in un determinato compito a partire da una data lesione. Questa caratteristica rappresenta un'intrinseca debolezza della sistemazione di Lichtheim.

Afasie corticali o centrali

Afasia di Wernicke: conseguente a lesione del centro delle immagini uditive delle parole. Caratteristiche: deficitaria la comprensione, la ripetizione e la produzione spontanea. Questo ultimo sintomo implica il ruolo ancillare del centro delle immagini uditive in un compito primariamente a carico del centro dei concetti e di quello delle immagini articolatorie e delle connessioni tra questi e con la periferia.

Afasia di Broca: conseguente a lesione del centro delle immagini articolatorie delle parole. Caratteristiche: deficitaria la produzione orale, tanto spontanea che su ripetizione, risparmiata la comprensione.

Afasie commissurali

Afasia di conduzione: conseguente a lesione della fascicolo arcuato che connette il centro delle immagini uditive delle parole con il centro delle immagini articolatorie. Questa lesione dovrebbe essere asintomatica essendo possibile, secondo il modello, ripetere attraverso due percorsi alternativi, uno passante per il fascicolo arcuato e dunque reso inagibile dalla lesione, l'altro, indenne, passante per il centro dei concetti. In questo caso ripetere una parola equivarrebbe a un'operazione in due tempi, ovvero comprenderla e poi pronunciarla spontaneamente. Gli errori in ripetizione e nell'eloquio spontaneo ascritti da Lichtheim a questa sindrome si spiegano solo con un ruolo ancillare dell'attivazione proveniente al centro delle immagini motorie direttamente dal centro delle immagini uditive.

Afasia transcorticale sensoriale: conseguente a lesione della via nervosa che connette il centro delle immagini uditive delle parole con il "centro" dei concetti. La comprensione risulta compromessa; possibili tanto la ripetizione (senza capire) che l'eloquio spontaneo.

Afasia transcorticale motoria: conseguente a lesione della via nervosa che connette il "centro" dei concetti con il centro delle immagini articolatorie delle parole. In questo caso il modello prevede un disturbo dell'eloquio spontaneo nel quadro di una ripetizione e di una comprensione risparmiate.

Afasie subcorticali

Afasia subcorticale sensoriale: conseguente a lesione della via che connette l'area uditiva primaria con il centro delle immagini uditive delle parole. Compromesse la ripetizione e la comprensione; risparmiato invece l'eloquio spontaneo.

Afasia subcorticale motoria: conseguente a lesione della via nervosa che connette il centro delle immagini motorie delle parole con l'area motoria primaria. Impossibile produrre, sia spontaneamente che su ripetizione; integra la capacità di comprendere.

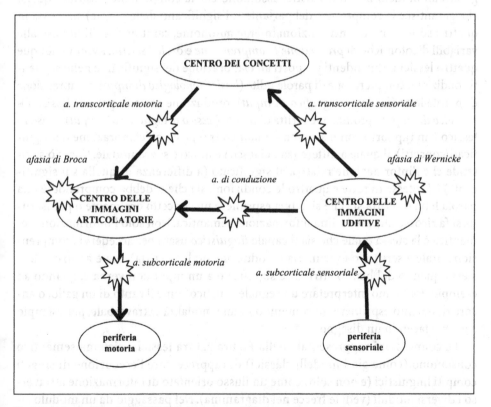

Fig. 2.2. In base al modello di Lichtheim era possibile prevedere sette forme di afasia "pure", ovvero risultanti dalla lesione di un solo centro corticale o di una sola via nervosa tra due centri o tra un cento e la periferia. Notare come non si preveda alcuna forma di afasia derivante da una lesione selettiva a carico del centro dei concetti; tale centro, infatti, non essendo localizzato in alcuna area corticale circoscritta non poteva andare incontro a una lesione selettiva

I modelli attuali

La principale analogia tra i modelli attuali e i modelli classici di processamento del linguaggio sta nella distinzione tra significato e significante e nel frazionamento di quest'ultimo in componenti di input (per la comprensione del linguaggio) e componenti di output (per la produzione del linguaggio). Le novità principali consistono invece, da una parte, in una più precisa definizione dei diversi moduli preposti a processare il significante (i *lessici*, secondo una terminologia ormai largamente diffusa), dall'altra nella formulazione di ipotesi più precise circa l'organizzazione della componente semantica (variamente definita nei diversi modelli come *memoria semantica* (vedi p. 8) o *sistema semantico* o ancora *sistema cognitivo*). Le ipotesi, circa l'organizzazione del significato saranno oggetto dei prossimi capitoli; qui di seguito forniremo una descrizione sui rapporti tra lessici e sistema semantico secondo le teorie più accreditate.

Con alcune differenze, di cui in parte riferiremo nel corso di questa esposizione, gli attuali modelli neurolinguistici assumono che la componente lessicale (quella che garantisce le competenze del parlante sui significanti delle parole) sia scissa in quattro sotto-componenti funzionalmente autonome, caratterizzabili in base alle variabili dicotomiche di *produzione / comprensione* e *orale / scritto*. Avremo dunque quattro lessici indipendenti preposti all'elaborazione del significante nelle seguenti condizioni: comprensione di parole udite (*lessico fonologico di input*), comprensione di parole lette (*lessico ortografico di input*), produzione orale di parole (*lessico fonologico di output*), produzione scritta di parole (*lessico ortografico di output*). Ciascun lessico è in rapporto con il sistema semantico (preposto all'elaborazione dei significati/concetti), il quale a differenza dei lessici è unico e sovramodale. Con ciò si intende che l'informazione relativa al significato (a differenza di quella sul significante) è la stessa in tutte e quattro le condizioni: sia che si debba comprendere una parola letta o scritta sia che si debba esprimere un concetto oralmente o per iscritto, si fa ricorso alla medesima informazione semantica. Non solo l'informazione semantica è la stessa quale che sia il canale *linguistico* usato per accedervi (comprensione orale e scritta) o esprimerla (produzione orale / scritta), ma è addirittura la stessa quando dobbiamo attribuire significato a un input non verbale, quando ad esempio dobbiamo interpretare un segnale acustico come il canto di un gallo; o ancora dobbiamo esprimere un contenuto in una modalità extraverbale, per esempio a gesti o facendo un disegno.

Le connessioni rappresentate nella Figura 2.3 tra lessici e sistema semantico consentono (come già i modelli classici) di rappresentare l'esecuzione di singoli compiti linguistici (e non solo) come un flusso orientato di informazione attraverso i diversi moduli (vedi le frecce nel diagramma). Nel passaggio da un modulo all'altro l'informazione viene "tradotta" in quello che è il suo corrispondente in un diverso sistema di unità combinatorie. La lettura ad alta voce di una parola ci offre un esempio di questo tipo di flusso. La vista di una parola scritta attiva un'unità corrispondente nel lessico ortografico di input, dove il segnale visivo viene riconosciuto come una parola facente parte del vocabolario della lingua; da qui l'informazione passa al sistema semantico, dove si attribuisce a quell'elemento lessicale il corrispondente significato. A sua volta il significato così attivato fornisce un input al lessico fonologico di output, dove attiva la rappresentazione corrispondente alla stringa di fonemi da produrre. Se invece di leggere una parola ci viene richiesto di denominare un oggetto, fatta eccezione per un analogo visivo del lessico ortografico di input, la seconda e la terza tappa sono le stesse, attribuiamo un significato all'oggetto grazie all'attivazione del sistema semantico e ne produciamo il nome oralmente grazie all'attivazione della corrispondente stringa di fonemi nel lessico fonologico di output.

Cosa succede invece se ci viene richiesto di leggere una stringa di lettere come la seguente: *aferso*. Questa stringa non corrisponde a nessuna parola della nostra lingua, di conseguenza non vi saranno significanti di input o di output che le corrispondano e neppure ci sarà un significato da attivare nel sistema semantico. E allora come mai siamo in grado di leggere *aferso* ad alta voce? Dove passa il flusso di

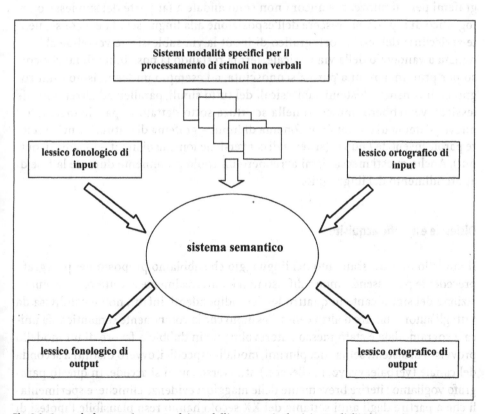

Fig. 2.3. Secondo la maggior parte dei modelli neuropsicologici attuali, l'informazione semantica è *sovramodale*, ovvero è sempre la stessa quale che sia la modalità attraverso cui vi si accede. I canali di accesso sarebbero invece *modalità specifici*; ve ne sarebbero due dedicati all'accesso verbale (i lessici di input) ed uno per ciascuno dei canali sensoriali attraverso cui si può percepire un oggetto (tattile, visivo, uditivo, ecc)

informazione? L'ipotesi più accreditata è che per leggere ad alta voce una parola inventata, o più semplicemente per noi sconosciuta, si disponga di un circuito alternativo che consente di tradurre in fonemi di output dei grafemi (ovvero lettere scritte) di input. Questo sistema viene definito sublessicale perché lavora su unità di informazione più piccole delle unità lessicali e si ritiene che affianchi la cosiddetta "via lessicale" normalmente usata per leggere le parole. Il lavoro che il meccanismo di conversione grafema-fonema è preposto a svolgere consiste nell'attribuzione di un valore fonologico a singole lettere o a gruppi di lettere in osservanza delle regole ortografiche di ciascuna lingua. In italiano ad esempio tale meccanismo consente di attribuire alla lettera *f* il suono fricativo sordo (come in *favola*), al digramma (cioè al gruppo di due lettere) *ch* il valore di velare sorda (come in *chiesa*), al grafema *g* seguito da *a* il valore di velare sonora (come in *gatto*) mentre allo stesso grafema seguito da *e* il suono di affricata sonora come in *getto*). È verosimile che la "via sublessicale" svolga un ruolo importante durante la fase di apprendimento della lettura, quando il bambino si confronta con stringhe di grafemi per lui nuove, che ancora non sono andate a far parte del suo lessico ortografico di input. Col crescere dell'esposizione alla lingua scritta e il conseguente arricchirsi del lessico ortografico di input la via sublessicale verrebbe abbandonata a vantaggio della via lessicale, ferma restando la possibilità di farvi ricorso per pronunciare una parola sconosciuta, ad esempio un tecnicismo o un cognome inconsueto. Sistemi sublessicali del tutto simili, paralleli ad altrettante vie lessicali verrebbero impiegati nella scrittura sotto dettato di parole inventate / nuove (sistema di conversione fonema di input – grafema di output), e nel ripetere parole inventate / nuove (sistema di conversione fonema di input – fonema di output). Anche questi meccanismi avrebbero un ruolo preminente durante la fase di apprendimento del linguaggio.

Dislessie e agrafie acquisite

Il modello di processamento del linguaggio che abbiamo proposto nel paragrafo precedente pur essendo molto diffuso non è universalmente accettato. La scomposizione del significante in quattro lessici indipendenti, infatti, non è condivisa da tutti gli autori; mentre d'altro canto l'assunto che la componente semantica sia unica e sovramodale è stato messo autorevolmente in dubbio a favore di un modello provvisto di sistemi semantici plurimi, modalità specifici, ovvero distinti a seconda del canale (verbale, visivo, tattile, ecc.) attraverso cui vi si accede. In questo paragrafo vogliamo riferire brevemente delle maggiori evidenze cliniche e sperimentali che a partire dagli anni settanta del XX secolo hanno reso plausibile l'ipotesi di un'architettura funzionale del linguaggio in cui una componente semantica era affiancata da quattro lessici e alcuni meccanismi sublessicali di transcodificazione. Queste evidenze provengono dallo studio di pazienti che, in seguito a lesioni cerebrali acquisite in età adulta, avevano sviluppato dei disturbi di lettura e/o di scrittura.

La *dislessia superficiale* e la *dislessia profonda* sono senza dubbio i disturbi neuropsicologici che più direttamente hanno contribuito alla definizione dell'architettura funzionale del sistema semantico-lessicale. Le caratteristiche di questi disturbi di lettura, descritti per la prima volta da Marshall e Newcombe (1973), possono venire elegantemente spiegate col ricorso a un modello che preveda due vie per la lettura ad alta voce: una via lessicale e una via sublessicale (Fig. 2.4).

Il paziente con dislessia superficiale presenta quadri un po' diversi a secondo delle caratteristiche ortografiche della lingua che parla. Limitandoci al caso di pazienti italofoni, le caratteristiche salienti delle sue difficoltà di lettura sono le seguenti: *i)* commette errori di accento (legge ad esempio macchìna, con l'accento sulla penultima sillaba, in luogo di màcchina; *ii)* commette errori di timbro, dove la sua parlata regionale preveda l'opposizione di vocali aperte e vocali chiuse, commette cioè errori quali leggere la parola *pollo* con la prima *o* aperta, come in *collo*; *iii)* ha difficoltà a distinguere il significato di enunciati omofoni non omografi: ad esempio potrebbe sbagliare se gli venisse chiesto quale delle seguenti stringhe di lettere si riferisce a un oggetto di metallo: *l'ago*; *lago*.

Il paziente con dislessia profonda presenta un quadro in qualche modo complementare indipendentemente dalle caratteristiche ortografiche della sua lingua. Non commette errori d'accento, di timbro o di interpretazione di stringhe omofone, ma in compenso, a differenza del dislessico superficiale, ha serie difficoltà nel leggere parole inventate (es. *gralino*) e scambia talvolta la parola proposta con parole molto diverse dal punto di vista del significante, ma affini per significato (ad esempio legge *mela* laddove è scritto *arancia*; questo tipo di errore viene definito *parafasia semantica*).

Le caratteristiche di lettura del dislessico superficiale possono venire agilmente spiegate nell'ambito del sistema semantico lessicale a due vie se si ammette che egli abbia subito un danno che ha reso impraticabile la via lessicale per la lettura ad alta voce. Il risultato sarà la necessità di ricorrere alla "via sublessicale". Siccome le informazioni sulla posizione dell'accento e sul timbro delle vocali non sono espresse nell'ortografia italiana, egli non potrà evincerla applicando alla stringa di lettere le regole di conversione grafema - fonema e quindi commetterà degli errori per mancanza di informazione. Per quanto riguarda il problema con gli omofoni dobbiamo considerare che il danno che ha reso impraticabile la via di lettura lessicale può aver agito al livello di ciascuna delle tre stazioni di cui questa "via" si compone: il lessico ortografico di input, la componente semantica e il lessico fonologico di output. Se la lesione ha colpito il lessico ortografico di input si può spiegare l'emergenza di difficoltà nell'interpretazione di stringhe omofone ipotizzando che la componente semantica non venga attivata dal lessico deficitario ma da quello integro, il lessico *fonologico* di input, che a sua volta riceve come segnale la produzione ad alta voce del paziente stesso. Se le cose stanno così è facile capire come egli non possa decidere se la sequenza di fonemi udita /lago/ corrisponda al sintagma articolo + sostantivo (*l'ago*) o ad un unico sostantivo (*lago*); di qui gli errori interpretativi.

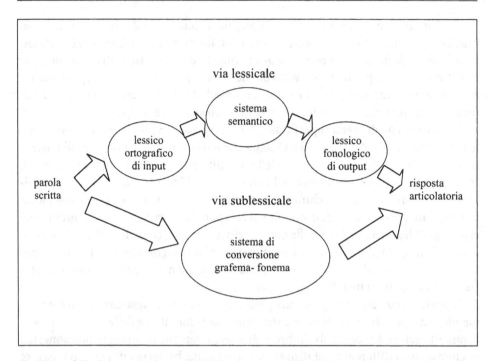

Fig. 2.4. Modello di lettura a due vie. Secondo questo modello per leggere una parola ad alta voce possiamo sfruttare due insiemi in parte alternativi di moduli mentali. La lettura attraverso la via lessicale, quella comunemente usata dal lettore esperto per le parole a lui note, implica il ricorso ai lessici e alle competenze semantiche circa il significato delle parole. La lettura attraverso la via sublessicale, comunemente usata per le parole sconosciute, sfrutta un meccanismo di conversione grafema-fonema e non implica il riconoscimento né la comprensione della parola letta

La condizione del dislessico profondo è in qualche modo speculare: in questo caso la via sublessicale è stata resa impraticabile dalla lesione cerebrale e la lettura deve avvenire per la sola via lessicale. La prima caratteristica di questo tipo di pazienti è presto spiegata. L'impossibilità di leggere le parole inventate è determinata dal fatto che in tutti i moduli della via lessicale sono rappresentate (o come significante o come significato) solo le parole esistenti; per questo motivo una stringa di lettere che non corrisponde ad una parola reale non costituisce uno stimolo adatto ad essere elaborato da questo sistema. L'unico modo di leggerlo sarebbe l'applicazione di meccanismi di conversione sublessicali, i quali però non sono disponibili. L'emergenza di errori cosiddetti *semantici* (o *parafasie semantiche*), consistenti nella produzione di parole affini per significato alla parola scritta (leggere *mela* al posto di *arancia*), richiede spiegazioni alquanto più complesse sulle quali si tornerà nel capitolo dedicato alla diagnosi del disturbo semantico. Grosso modo per spiegare questo reperto, tipico e centrale della dislessia profonda, si sono avanzate due ipotesi: *i)* la sola via lessicale non consente una lettura senza errori, perché una stessa rappresentazione semantica può dar luogo all'attivazione di diverse etichette più o meno sinonimiche nel lessico di output; *ii)* per spiegare l'occorrenza di errori semantici nei dislessici profondi bisogna assumere oltre all'inagibilità completa della via sublessicale, anche la presenza di un danno parziale alla via lessicale.

Se nell'ambito dei disturbi acquisiti della lettura sono stati individuati due quadri complementari, la dislessia superficiale e la dislessia profonda, riconducibili ciascuna alla compromissione selettiva delle vie di lettura rispettivamente lessicale e sublessicale, una situazione del tutto analoga è stata riscontrata nei disturbi acquisiti della scrittura. Similmente a quanto proposto per la lettura ad alta voce possiamo individuare una via lessicale e una via sublessicale per la scrittura sotto dettato. La via lessicale prevede l'attivazione del lessico fonologico di input, del sistema semantico e del lessico ortografico di output; la via sublessicale, il ricorso a meccanismi di transcodificazione atti a trasformare i fonemi uditi in grafemi prodotti. Se un danno della via lessicale per la lettura risulta in una dislessia superficiale, analogamente un danno alla via lessicale per la scrittura sotto dettato risulta in una *agrafia fonologica*. Anche in questo caso le conseguenze dipendono dalle caratteristiche ortografiche di ciascuna lingua. In lingue come il francese o l'inglese, in cui è normale che uno stesso fonema o gruppo di fonemi possa essere reso con grafemi diversi a seconda della parola in cui occorre, le conseguenze di una agrafia fonologica sono molto pesanti in quanto il soggetto tende a produrre l'ortografia più spesso associata ai fonemi della parola udita, la quale però ha buone probabilità di risultare errata. In francese ad esempio la *a* nasale può essere resa tanto col digramma *an* che *en* come nelle parole *anchois* ("acciuga") e *enfant* ("bambino"). In italiano simili ambiguità sono molto sporadiche: la parola *cuore* stando alla sua pronuncia, potrebbe benissimo scriversi *quore*, la parola *cielo* scriversi *celo;* il plurale di *valigia* si scrive *valigie* o *valige?* Se il livello di accuratezza dei pazienti con agrafia fonologica dipende dalle caratteristiche ortografiche di ciascuna lingua, gli errori sono però molto simili dal punto di vista qualitativo consistendo in produzioni grafiche che, se lette ad alta voce, suonano come la parola dettata anche se non consistono nella stessa sequenza di grafemi (es. *squola* in luogo di *scuola, anfant* in luogo di *enfant,* ecc.).

Come per la dislessia profonda anche per l'agrafia lessicale, in quanto risultato di un deficit dei meccanismi sublessicali, il problema principale è costituito dalle parole inventate. Il paziente con disgrafia lessicale non saprà scrivere sotto dettato parole inventate (per le quali manca una rappresentazione sia al livello lessicale che al livello semantico), mentre non avrà problemi a selezionare la grafia corretta tra alternative omofone: saprà cioè che *cielo* si scrive con la *i* anche se questa lettera "non si pronuncia" e che per scrivere *quadro* bisogna usare la *q* e non la *c* anche se i due grafemi (seguiti da *u*) rappresentano lo stesso suono.

Concludiamo con una notazione metodologica. Lo studio delle dislessie (e delle agrafie) in funzione dell'elaborazione di un modello di processamento delle parole capace di dar conto dei diversi quadri di compromissione osservati nei pazienti rappresenta un'applicazione del metodo della doppia dissociazione introdotto nel primo capitolo. Limitandoci alla dislessia potremmo formulare le implicazioni teoriche delle osservazioni sui pazienti in questi termini: vista la doppia dissociazione osservata nei compiti di *lettura di parole esistenti* (risparmiata nei dislessici profondi[4] e compromessa nei dislessici superficiali) e di *lettura di parole inventate* (risparmiata nei dislessici superficiali e compromessa nei dislessici profondi) ne possiamo dedurre che i due compiti sono svolti da sistemi funzionalmente e anatomicamente indipendenti.

---

[4] In realtà la lettura di parole esistenti non è del tutto risparmiata visto che i dislessici profondi commettono errori semantici; tuttavia è senz'altro migliore della lettura di non-parole. Alternativa al metodo della doppia dissociazione forse più idoneo a questo tipo di osservazioni è il metodo della *variabile critica*. Nei disslessici di lingua inglese il ruolo di variabile critica può essere svolto dalla regolarità della parola (nel senso di trasparenza nel rapporto ortografia - pronuncia). In questo caso la dissociazione può essere riformulata come segue: se i dislessici profondi non sono sensibili alla variabile regolarità della parola (hanno livelli di accuratezza paragonabili nella lettura di parole regolari e irregolari), mentre i dislessici superficiali sono sensibili a questa variabile (vanno decisamente peggio con le parole irregolari), allora questi pazienti ricorrono per leggere a due sistemi funzionalmente e anatomicamente indipendenti.

Capitolo 3
Le competenze semantico-concettuali

La rappresentazione semantica

Rappresentazione è una parola chiave nella terminologia neuropsicologica; ogni livello di elaborazione, ogni modulo, contiene o elabora *rappresentazioni* di un certo tipo. Una rappresentazione dal punto di vista semiotico non è altro che un segno, caratterizzato dal particolare codice adottato e dal tipo di contenuto rappresentato. Un codice consiste di un numero finito di unità elementari che combinandosi in vario modo esprimono contenuti di un determinato tipo. Nel capitolo precedente abbiamo visto che i modelli attuali prevedono che vi siano diversi moduli deputati all'elaborazione del linguaggio; uno di questi è quello che abbiamo definito *memoria semantica*, *sistema semantico* o *sistema cognitivo*. Le rappresentazioni presenti nel sistema semantico, dette *appunto rappresentazioni semantiche*, hanno per contenuto il significato delle parole[1] ed usano come codice un certo numero di unità minime dette *tratti semantici*.[2]

Rappresentazioni olistiche o componenziali?

Abbiamo detto (Cap. 1) che i concetti non sono altro che criteri classificatori applicabili a entità reali: se ho il concetto di "bottiglia" potrò classificare tutte le infinite bottiglie che incontro quale che ne sia la particolare forma, dimensione o materiale. Immaginiamo ora di dover rispondere alla seguente domanda: "come faccio a sapere se una determinata cosa appartiene alla classe delle bottiglie oppure no?". Due sono le risposte possibili. la prima è assolutamente tautologica: "se quella tal cosa è una bottiglia appartiene alla classe delle bottiglie, altrimenti no." Questa risposta presuppone una rappresentazione olistica del significato inteso come entità indivisibile. In alternativa potremmo dire: "se la cosa che incontri rispetta determinati requisiti è

---

[1] Ovvero i concetti in quanto, come abbiamo detto, dal punto di vista neuropsicologico non si opera alcuna distinzione tra significato e concetto.

[2] Le rappresentazioni in tratti non sono state proposte originariamente in ambito neuropsicologico ma sono state mutuate dagli studi linguistici, dove vanno sotto l'etichetta di analisi componenziali del significato.

una bottiglia, altrimenti no". Questa risposta presuppone invece una rappresentazione componenziale del significato: i requisiti in questione altro non sono che i tratti semantici di cui si compongono le rappresentazioni mentali dei significati/concetti stando ai modelli neuropsicologici più diffusi. Abbiamo detto che il concetto di bottiglia può essere considerato già di per sé un criterio di classificazione da applicare alle entità reali. Ci si potrebbe chiedere allora: che senso ha scomporre un criterio unico in una lista di sottocriteri? Cosa ci guadagnamo a dire che per essere una bottiglia un oggetto deve per esempio: *i)* essere destinato a contenere liquidi potabili, *ii)* avere una capienza compresa tra i 50 cl e i 150 cl circa, *iii)* essere fatto di vetro o di plastica, ecc.? Qualcuno potrebbe avere la sensazione che per sfuggire il rischio della tautologia ci si sia imbattuti in un gioco di scatole cinesi. Se io dico che una cosa per essere una bottiglia deve essere fatta di vetro, subito dopo potrei domandarmi che requisiti deve rispettare una cosa perché possa essere classificata come vetro e così via all'infinito. O no? Oppure si arriverà a un punto, a un "criterio", non ulteriormente scomponibile? L'assunto della semantica componenziale e quindi delle *rappresentazioni per tratti* è proprio questo: esistono delle unità elementari indivisibili che rappresentano le unità del codice con cui sono "scritte" le rappresentazioni semantiche. Concepire le rappresentazioni semantiche come entità composite e non olistiche ha delle notevoli implicazioni sul modo con cui l'informazione semantico-concettuale andrà perduta in corso di danno cerebrale. Come vedremo nei capitoli successivi, l'entità soggetta a perdersi non sarà infatti il concetto ma il singolo tratto.

Ammettere che esistono queste unità elementari di significato ovviamente non implica che sia possibile esprimerle a parole. In fondo non c'è ragione perché queste unità minime di cui si compone il significato delle parole coincidano con il significato di alcune particolari parole o locuzioni; questa possibilità sembra anzi, a prima vista, abbastanza controintuitiva. Tuttavia, buona parte della ricerca sperimentale in neuropsicologia parte dall'assunto che il contenuto delle rappresentazioni semantiche (la combinazione di unità minime che le compone) sia di fatto verbalizzabile. Questa assunzione, necessaria come vedremo sul piano pragmatico, sembrerà un po' meno arbitraria quando si sarà riflettuto al fatto che le parole delle lingue naturali esibiscono una grande variabilità quanto ad estensione ed intensione.

Intensione ed estensione

Per *estensione* di una parola si intende l'insieme di entità reali che quella parola può servire a denominare. Per *intensione* di una parola si intende invece l'insieme dei requisiti che un'entità reale deve avere per essere denominabile da quella parola. Questo ultimo insieme coincide con il suo significato inteso come rappresentazione componenziale. È facile vedere come più una parola è *generica*, nell'accezione che diamo a questo termine nella lingua corrente, maggiore sarà la sua estensione, ovvero più grande sarà l'insieme di entità denominabili con quella parola. Se confrontiamo, ad esempio, il termine *gatto* con il termine *animale* è evidente che sono molto più nu-

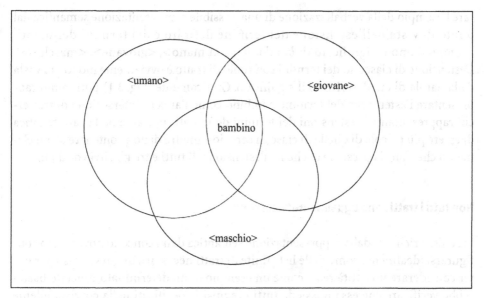

Fig. 3.1. Rapporto tra estensione dei termini definienti (tra parentesi aguzze) ed estensione del termine definito. L'estensione del termine definito, coincide con l'intersezione delle estensioni dei definienti

merose le entità reali che posso legittimamente chiamare *animale* (termine più generico) rispetto a quelle per cui è adeguata la parola *gatto* (termine più specifico). D'altro canto è altrettanto vero che più una parola è generica e meno numerosi sono i requisiti che un'entità reale deve rispettare perché io possa attribuirle legittimamente la parola in questione. Con riferimento all'esempio precedente, semplificando un poco, possiamo affermare che perché qualcosa sia un esemplare di animale basta che mangi, respiri e si riproduca, perché invece sia un esemplare di gatto, oltre a mangiare, respirare e riprodursi deve anche miagolare, fare le fusa e avere quattro zampe. Per esprimere tutto ciò in una forma più sintetica, si può dire che estensione ed intensione di un termine sono inversamente proporzionali, poiché più sono i requisiti da rispettare per far parte di una classe e meno numerosa sarà detta classe.

Il rapporto tra intensione e estensione può servire a spiegare come mai la pretesa di verbalizzare le rappresentazioni semantiche delle parole non è così arbitraria come potrebbe sembrare, purché sia rispettata la seguente condizione: le parole o le locuzioni coincidenti con i tratti semantici devono essere, rispetto a quelle di cui descrivono il significato, dotate di minore intensione e maggiore estensione. Ovviamente, nel caso ideale il numero di requisiti presenti nella parola o locuzione coincidente con un tratto semantico dovrebbe essere pari ad uno. Questa circostanza tuttavia, oltre che improbabile è anche difficilmente verificabile[3]; limitiamoci allora a conside-

---

[3] Forse i requisiti sono di più ma la struttura del lessico della particolare lingua naturale che usiamo non ci consente di verbalizzarli tutti.

rare l'esempio della verbalizzazione di una possibile rappresentazione semantica dal punto di vista dell'estensione del termine definito e dei termini definienti. Scomponiamo il significato di *bambino* in: <umano>, <giovane>, <maschio>[4]. L'estensione di ciascuno dei termini con ruolo di tratto è ovviamente molto più vasta della parola di cui descrivono il significato. Graficamente (Fig. 3.1) potremmo rappresentare l'estensione del termine bambino come l'area di intersezione di tre cerchi rappresentanti le estensioni dei termini definienti. Tale area ha la caratteristica di essere più piccola di quella di ciascun cerchio e inoltre di non contenere alcun elemento che non sia presente anche nell'estensione di tutti e tre gli altri vocaboli.

Non tutti i tratti sono ugualmente "necessari"

I requisiti richiesti dalla rappresentazione semantica di un concetto dovrebbero configurarsi idealmente come delle liste finite di tratti necessari. In questo caso per poter considerare un'entità reale come un esempio di un determinato concetto basterebbe verificare che essa possieda tutti i requisiti specificati nella corrispondente rappresentazione semantica. Alcuni esempi chiariranno subito come le cose nella realtà non stiano proprio così. Si pensi al tratto <dotato di sportelli> come facente parte della rappresentazione semantica di automobile. Sebbene la maggior parte delle automobili abbiano in effetti gli sportelli, quelle usate nelle corse di F1 ne sono prive e tuttavia a nessuno parrebbe ragionevole escluderle per questo dalla classe delle automobili. Similmente, <è capace di volare> è un tratto comune a molti uccelli, ma non per questo il pinguino che ne è privo verrebbe considerato altro che un uccello. Simili circostanze hanno suggerito che i tratti presenti nelle rappresentazioni semantiche dei concetti si collochino lungo una scala di necessità, e sono stati proposti dei "contesti diagnostici" (*diagnostic frames*) per collocare i singoli tratti di una rappresentazione lungo un *continuum* che potremmo considerare come avente a un'estremità i tratti più *attesi*, all'altra i tratti più *inattesi* e al centro quelli semplicemente *possibili*. L'accettabilità o meno di un contesto diagnostico, opportunamente compilato con la parola riferita al tratto e quella riferita al concetto, darà conto del grado di necessità di quel tratto in quel concetto. Senza illustrare sistematicamente la casistica (che il lettore interessato potrà trovare in Cruse 1986), procediamo con qualche esempio: "X (entità reale) è un'*automobile* (concetto) ma non <ha gli sportelli> (tratto)", la frase risulta accettabile, segno che <ha gli sportelli> è un tratto atteso nella rappresentazione semantica di automobile. Applichiamo ora lo stesso contesto ad un tratto non atteso ma semplicemente possibile: "X è un *cane* ma non <è nero>, la frase in questo caso risulta decisamente strana. Vediamo ora un contesto la cui accetabilità depone per lo status di inatteso di un tratto in un dato concetto: "X è un *cane* ma <sa cantare>, la frase è perfettamente accettabile; se

---

[4] Per convenzione si mettono tra parentesi aguzze le locuzioni riferibili a tratti semantici.

sostituiamo *cane* con *canarino* lo stesso contesto diventa inaccettabile essendo <sa cantare> un tratto atteso in canarino ("X è un *canarino* ma <sa cantare>). Il fatto che in una rappresentazione semantica compaiano tratti con un diverso grado di necessità è da mettere in relazione con il fatto che esistono esemplari più o meno tipici di un dato concetto; la presenza di tratti inattesi come <nuota> e l'assenza di tratti attesi[5] come <vola> rende conto per esempio dell'atipicità del pinguino tra gli uccelli.

Ulteriori assunzioni di ordine pragmatico circa le rappresentazioni semantiche

Abbiamo già detto che le rappresentazioni semantiche, così come vengono intese in ambito neuropsicologico, sono insiemi di requisiti verbalizzabili che un'entità reale deve possedere (più o meno necessariamente) per poter essere, vuoi considerata un esemplare di un dato concetto, vuoi denominata con il ricorso a una data parola. Esponiamo ora altre due assunzioni, le quali, pur non essendo mai state motivate teoricamente, vengono date tacitamente per buone tanto nelle sistemazioni teoriche che nella pratica sperimentale. La prima è che un'entità reale possa essere considerata come un esemplare di un solo concetto. La seconda è che ciò che è vero per le parole/concetti concreti è vero anche per le parole/concetti astratti.

Cominciamo dal primo assunto. Si è visto nel capitolo precedente (Fig. 2.3) che gran parte dei modelli semantico-lessicali assumono che il significante delle parole e i diversi input sensoriali visivi, tattili, acustici provenienti dalle entità reali possano essere considerati equivalenti nella misura in cui attivano la stessa rappresentazione semantica nel sistema cognitivo. In altre parole, quando riconosciamo ad esempio un asino perché lo vediamo o perché ne udiamo il caratteristico verso, attiviamo la stessa rappresentazione semantica che si attiva quando leggiamo o ascoltiamo la parola asino. Nel primo capitolo abbiamo anche detto che a uno stesso insieme di oggetti reali possiamo applicare concetti/criteri diversi a seconda delle esigenze (vedi p. 5). Il fatto che ciò sia vero per concetti/criteri "estemporanei" come *oggetti utili in viaggio* o *oggetti da mettere in soffitta* non ci disturba più di tanto. Se ammettiamo però che uno stesso oggetto possa essere ritenuto contemporaneamente l'esemplare di più concetti *lessicalizzati* ovvero coincidenti con il significato di altrettante singole parole, allora l'equivalenza dell'input verbale e dell'input extraverbale, ipotizzata nei modelli neuropsicologici, rischia di entrare seriamente in crisi. Come vedremo tale circostanza non è del tutto eccezionale.

Poniamo che io mi trovi in presenza di un particolare animale: l'asino di cui sopra. È innegabile che oltre a considerarlo un esemplare di *asino*, potrei considerarlo anche un esemplare di tutta una serie di concetti aventi tra di loro un legame di

---

[5] Sulla tipicità degli esemplari di un concetto vedi il classico lavoro di Rosch (1975); vedi inoltre Malt e Smith (1984).

subordinazione quali, nell'ordine: *mammifero, animale, vivente*[6]. Inoltre potrei anche decidere di considerare quel particolare asino come un esemplare di concetti lessicalizzati esterni alla gerarchia dei termini che fanno capo a *vivente*; potrei ad esempio classificarlo come un esemplare di *mezzo di trasporto*[7] o del concetto di *cibo*. Se le cose stanno così, quando mostro a qualcuno la figura dell'entità in questione come faccio a sapere quale rappresentazione semantica o concetto o significato tra i sei proposti (asino, mammifero, animale, vivente, mezzo di trasporto e cibo) egli avrà realmente selezionato? Per quanto riguarda la possibilità di selezionare più concetti che si collocano a diversi livelli di una stessa scala gerarchica, essa di fatto non è molto attuale, essendo questi insiemi in genere caratterizzati dalla presenza di un solo termine "neutro", molto spesso il più specifico (*asino* nel nostro esempio) il quale viene selezionato ogniqualvolta manchino diverse, specifiche richieste contestuali[8]. Per quanto riguarda la possibilità di optare per criteri alternativi non riconducibili alla stessa gerarchia va notato che in genere ciò non avviene quando si seleziona un concetto "neutro", nel senso appena introdotto, ma quando si selezionano termini rispetto a questo sovraordinati. Di fronte alla figura di una slitta, ad esempio, potrò optare tanto per *veicolo* che per *giocattolo*, ma entrambi i termini sono sovraordinati rispetto al termine neutro *slitta*, che al suo stesso livello non sembra avere rivali. La rarità di alternative concettuali al livello dei termini neutri mi sembra il motivo principale per cui l'assunto di un'equivalenza degli input verbali ed extraverbali non entri seriamente in crisi; e ciò è molto importante non solo al livello teorico, dove costituisce il prerequisito per la mancata distinzione tra competenze semantiche e competenze concettuali (Cap. 1), ma anche al livello pragmatico sperimentale dove giustifica il largo uso che si fa delle figure nell'indagine delle competenze semantico-concettuali.

L'assunto che potremmo chiamare "dell'univocità concettuale delle entità reali" è giustificato anche per le parole astratte? È lecito pensare che anche in questo ambito esistano dei concetti, delle rappresentazioni semantiche, che intrattengono legami indipendenti con una data parola e una data entità extralinguistica "corrispondente"? Qual è l'entità extralinguistica corrispondente per esempio alla parola *inganno* o *scherzo*. Probabilmente la stessa identica particolare realtà extraverbale potrebbe venir classificata come *scherzo* da qualcuno e come *inganno* da un altro e in questo caso non esiste un termine neutro e uno marcato, o un termine sovraordinato

---

[6] Le intensioni ed estensioni di termini legati da un simile rapporto possono essere rappresentate come una serie di cerchi concentrici di diametro crescente. Infatti dal punto di vista dell'estensione passando ad esempio da *asino* a *vivente* gli insiemi degli esemplari possibili crescono con la caratteristica che ciascun insieme include tutti i membri del precedente più altri ancora. Lo stesso avviene per le intensioni, andando però questa volta in senso opposto: da *vivente* ad *asino*. Anche in questo caso passando da un concetto all'altro gli insiemi dei requisiti richiesti crescono e ciascuno contiene i requisiti dell'insieme precedente più altri ancora.

[7] Superficialmente mezzo di trasporto è un sintagma ma ci sono buone ragioni, che qui non approfondiremo, per considerarlo alla stregua di una parola.

[8] Per le caratteristiche dei termini collocabili a questo livello di una scala gerarchica (*basic level* o *generic level*) vedi Cruse 1986, p. 146.

e uno subordinato. Probabilmente nel dominio dei concetti astratti le influenze lessicali sulla struttura concettuale sono molto più pesanti che non i concetti concreti; probabilmente in quest'ambito una certa dose di determinismo linguistico avrebbe la sua ragion d'essere. Se è verosimile immaginare che il *concetto* di *cane* e quello di gatto potrebbero esistere nella mente di un uomo privo di linguaggio in quanto "ancorati" a entità extralinguistiche di interpretazione univoca, è verosimile che ciò *non* avvenga invece per i concetti di *scherzo* e *inganno*. Se le cose stanno così, le caratteristiche che più di un secolo di speculazioni teoriche e ricerche sperimentali hanno consentito di attribuire al sistema semantico (o comunque lo si voglia chiamare) potrebbero risultare vere solo per una parte di esso, la parte più concreta e non per l'intero sistema, ammesso che dello stesso sistema si tratti, come si è soliti assumere.

Conclusioni

Le generalità relative alle competenze semantico-concettuali che abbiamo discusso in questo e nei precedenti capitoli costituiscono il fondamento di una serie di ipotesi più dettagliate circa l'organizzazione di questo modulo mentale e i quadri neuropsicologici derivanti da una sua compromissione. Prima di entrare nel merito delle singole ipotesi converrà riassumere brevemente le caratteristiche salienti di questa base comune, la quale, come si è visto, era già condivisa fin dagli albori della speculazione neuropsicologica.

Riassumendo, dunque possiamo affermare che la maggior parte delle discussioni sulla semantica in ambito neuropsicologico si basano, esplicitamente o implicitamente, sui seguenti assunti

- non esiste una distinzione tra significato delle parole e significato delle cose
- i significati-concetti hanno una struttura componenziale
- le entità reali hanno un'interpretazione concettuale univoca: ogni cosa può essere considerata l'esemplare di un solo concetto
- lo status semantico-concettuale delle entità astratte non differisce da quello delle entità concrete.

Capitolo 4
Le rappresentazioni semantiche nei modelli associazionistici

I concetti come memorie multisensoriali

Come abbiamo visto, i *centri corticali*, assieme alle vie nervose deputate a metterli in comunicazione, erano gli elementi neuroanatomici costitutivi dei modelli neuropsicologici classici; il correlato psicologico di ciascun centro era un insieme di "memorie" o di "immagini". Il concetto di "memoria o immagine mentale", così centrale nei modelli di Wernicke e Lichtheim, si inscrive in un ipotesi generale sul funzionamento del cervello, nota come associazionismo, che veniva affermandosi, anche grazie a una serie di riscontri sperimentali, proprio in quegli stessi anni. Negli ultimi decenni del XIX secolo infatti una serie di esperimenti sugli animali aveva consentito di isolare nel cervello alcune aree deputate all'innervazione motoria di singoli distretti muscolari che, se lese, provocavano una paralisi, ed altre aree, deputate all'elaborazione di stimoli provenienti da diversi canali sensoriali, le quali, se lese determinavano, rispettivamente, sordità e cecità *psichiche*, a dispetto dell'integrità dei relativi organi di senso. Nel modello associazionistico di Theodore Meynert in prossimità di queste aree sensoriali e motorie, dette di proiezione, erano collocate delle aree, dette associative, che conservavano tracce (le cosiddette memorie o immagini appunto) dell'attività dell'area proiettiva corrispondente; ovvero le memorie dei movimenti compiuti e le memorie delle sensazioni visive, acustiche, tattili, ecc., esperite[1]. In questa cornice teorica le competenze sul significante delle parole, potevano essere comodamente spiegate come immagini motorie di movimenti articolatori effettivamente compiuti e immagini uditive di parole effettivamente udite immagazzinate nelle aree associative di Broca e di Wernicke. Anche lo status dei concetti e quello un po' sui generis del centro dei concetti, si spiega nel contesto della stessa ipotesi sul funzionamento generale del cervello. Anche i concetti sono immagini mentali e risultato dell'attività di aree proiettive, tuttavia non di una sola di esse bensì di tutte quante insieme. Quando nella mente del bambino si formano i concetti, ar-

---

[1] Sul modello associazionistico, vedi Gainotti (1996, p. 188).

gomentavano gli associazionisti, ciò avviene attraverso la reiterata esperienza di singoli esemplari di quel concetto. Tale esperienza è mediata dai sensi ed ha come risultato il formarsi nelle rispettive aree associative di una serie di immagini mentali *modalità specifiche* relative all'attività dell'area proiettiva (uditiva ,visiva, tattile, ecc.) che ha elaborato lo stimolo sensoriale. Anche le aree proiettive motorie, attive durante la manipolazione di un oggetto, formeranno nelle rispettive aree associative tracce di un attività che andrà a far parte del corrispondente concetto. Siccome l'esperienza di un oggetto tende a consistere in un'attivazione sensorimotoria simultanea su più canali, le singole immagini modalità specifiche tendono ad *associarsi* tra di loro così che, una volta acquisito un concetto, l'esposizione ad un esemplare di esso anche attraverso una sola modalità, richiamerà alla coscienza tutte le immagini sensorimotorie di cui si compone. Per esemplificare il processo ora descritto della formazione di un concetto e del successivo riconoscimento di singoli esemplari di esso, citiamo un ben noto passo di Lissauer (1890) a proposito del concetto di *violino*.

"Le associazioni necessarie al riconoscimento di un oggetto visto sono così svariate che la loro analisi psicologica in singole memorie risulta molto complessa. Facciamo un semplice esempio che coinvolge tutte le modalità sensoriali: uno strumento musicale, poniamo, un violino. Per chiunque abbia qualche nozione di questo strumento, vi sono una quantità di memorie associate con il suo aspetto visivo: il suo nome[2], il suo suono, la sensazione e l'esperienza tattile legate alla sua manipolazione. In aggiunta troveremo l'immagine mentale del violinista nella sua caratteristica postura. È solo quando il nesso tra la percezione (visiva) dello strumento e simili memorie associate si instaura prontamente nella coscienza che l'individuo sarà in grado di interpretare l'oggetto come uno strumento musicale, di distinguerlo dagli altri strumenti e di categorizzarlo." *(p. 182)*

Questo in sintesi il pensiero degli associazionisti e questo anche il motivo per cui i concetti, considerati come agglomerati di memorie multisensoriali, diversamente dalle immagini uditive e motorie delle parole, non potevano essere localizzati in una singola area associativa.

In questa linea di pensiero sarà facile rintracciare le caratteristiche della speculazione neuropsicologica, tuttora valide, circa la natura delle competenze semantico lessicali che abbiamo riassunto al termine dello scorso capitolo (vedi p. 28). Ciò a cui è dedicato il resto del presente capitolo sono invece le implicazioni cliniche di questo punto di vista. Abbiamo già detto che i principali modelli classici del linguaggio non prevedevano un disturbo selettivo della componente semantico-concettuale in corso di afasia. Quale altra sindrome neuropsicologica e con quali caratteristiche era associata a un danno a queste " memorie multisensoriali" nel pensiero degli associazionisti?

---

[2] Notare come l'etichetta verbale, considerata qui come una mera caratteristica dell'oggetto alla stregua del suono o dell'esperienza tattile, pone il pensiero associazionista idealmente agli antipodi del determinismo linguistico.

L'agnosia secondo Wernicke

Per *agnosia* si intende un disturbo del riconoscimento degli oggetti, limitato a una sola modalità sensoriale ad esempio visiva o tattile. Tipicamente un paziente con agnosia visiva in presenza di un oggetto che gli è consentito soltanto di osservare non saprebbe denominarlo né fornire informazioni di nessun tipo al suo riguardo, mentre sarebbe in grado di fare tutto ciò se gli venisse consentito di manipolarlo. Il quadro opposto si può osservare nel caso di un agnosia tattile. Secondo Wernicke il processo attraverso cui avviene il riconoscimento di un oggetto percepito attraverso i sensi avviene in due tappe. Dapprima si ottiene un' *identificazione primaria*, consistente nel richiamo alla consapevolezza di tutte le memorie immagazzinate nella stessa modalità in cui l'oggetto viene percepito. Se ad esempio vedo un fagiano su un ramo in un primo momento attivo *tutte* le memorie relative al suo aspetto visivo: l'immagine mentale di un fagiano che vola, quella di un fagiano che becchetta, ecc. Una volta attive, le memorie visive, grazie ai legami associativi che intrattengono con le altre memorie modalità specifiche, produrranno il riaffiorare alla consapevolezza di tutte le memorie relative al fagiano; per esempio quelle relative al verso dell'uccello o al suo sapore. Questa fase detta dell' *identificazione secondaria* consiste nel richiamo alla consapevolezza di ciò che per gli autori associazionisti è il concetto stesso di *fagiano*.

Il modello che Wernicke propone del processo di riconoscimento degli oggetti comprende dunque proprio quella componente semantico-concettuale la cui assenza dal modello di processamento del linguaggio avevamo notato nel Capitolo 2. L'implicazione di questa sistemazione teorica è che se vogliamo indagare le caratteristiche cliniche che nel pensiero associazionistico assumeva il disturbo semantico concettuale dobbiamo cercare sotto l'etichetta delle *agnosie* anziché sotto quella delle *afasie*.

Coerentemente con l'impostazione associazionistica che abbiamo visto applicata alle afasie, il disturbo agnosico poteva esser il risultato di una lesione a un centro corticale depositario di memorie modalità specifiche (forma corticale) o a una via di associazione tra diversi centri corticali (forma transcorticale). Nelle forme corticali si verifica la perdita di una parte (modalità specifica) del sapere concettuale. Ad esempio potremmo perdere le memorie visive dei concetti. Nelle forme transcorticali il sapere concettuale, in sé è integro ma non può essere attivato a partire da un determinato tipo di input sensoriale. Da un punto di vista clinico le diverse implicazioni delle due forme prevedibili a partire dal modello non sono state oggetto di approfondimento da parte di Wernicke. Se ci siamo dilungati nella loro descrizione è perché la perdita di informazione concettuale modalità specifica, così come l'idea stessa di un'organizzazione modalità specifica della componente semantico-concettuale, riveste ancora oggi un ruolo centrale nelle discussioni teoriche sull'argomento (Cap. 5).

È interessante notare, prima di concludere questo paragrafo, come oltre a queste forme "parziali" di perdita del sapere semantico-concettuale Wernicke si era spinto a ipotizzare una forma di perdita globale dei concetti da lui definita asimbolia totale, coincidente con una sorta di agnosia multisensoriale.

L'agnosia disgiuntiva di Liepmann

Riformulando il pensiero degli autori classici in termini più attuali, possiamo dire che le rappresentazioni semantiche secondo Wernicke sono insiemi di *tratti* sensoriali (o meglio, forse sensori-motori) organizzati lungo assi modalità specifiche. Coerentemente con questo assunto, un danno a simili rappresentazioni risulterebbe nella variegata casistica delle forme cliniche di agnosia. Pochi anni più tardi un altro neurologo tedesco, Liepmann (1908), nel tentativo di dar conto di un diverso tipo di manifestazione agnosica, da lui denominata *disgiuntiva*, descriverà un nuovo tipo di informazione concettuale, compiendo con ciò un grosso passo avanti verso il moderno concetto di rappresentazione semantica.

Secondo Liepmann l'associazione di singole memorie multisensoriali non può dar conto di tutto ciò che sappiamo attorno ad un concetto, ma esiste un altro livello di descrizione (e di dissoluzione patologica) del sapere concettuale che Liepmann definisce "fisico", contrapposto al livello "chimico" dell'analisi in singole memorie sensoriali, proposta dagli associazionisti. Gli elementi dell'analisi fisica, intesi come complessi di informazioni sensoriali, danno luogo a un'informazione concettuale capace di contemplare non solo quelli che oggi chiameremmo i tratti percettivi dei concetti (come il fatto che un oggetto sia diviso in un certo numero di parti[3]), ma anche i tratti enciclopedici e funzionali di questi. Vista la centralità di questi argomenti nel dibattito attuale, scegliamo di presentare in traduzione un brano abbastanza esteso delle argomentazioni di Liepmann:

"Si potrebbe scomporre un cane in pelo, ossa, viscere, ecc. Ciascuna parte sarebbe a sua volta un complesso di qualità sensoriali. È un po' come la scomposizione meccanica di un corpo in confronto a una scomposizione chimica. Per questa ragione ho definito metaforicamente "chimica", l'analisi in qualità sensoriali e "fisica" quest'altra. Tuttavia così come un oggetto consta di parti spazialmente definite, esso intrattiene anche relazioni spaziali con altri oggetti e la nozione di queste relazioni fa anch'essa parte del concetto di cane. Sebbene non nell'accezione stretta dei logici almeno però in quell'accezione più lata con cui noi clinici usiamo la parola *concetto*, nell'analisi dei processi di riconoscimento. Di qui il legame di cane con la cuccia, col collare e con la museruola, le sue relazioni spaziali con gli umani, con cui, a

---

[3] Si noti che anche l'informazione circa i rapporti di meronimia (di parte con il tutto) che oggi la maggior parte delle teorie sulla rappresentazioni semantiche definirebbe di tipo percettivo, come giustamente osservava Liepmann, non può essere considerata il frutto di pure e semplici memorie sensoriali, ma piuttosto il frutto di un ulteriore lavoro "associativo" a partire da esse.

differenza degli animali da stalla, condivide la casa, le altre infinite associazioni che lo distinguono da altre cose, oggetto della percezione, come il gatto e la pecora. La differenza tra cane e pecora infatti non è data solo dalla diversa forma del loro corpo. (...) Non è necessario che estenda queste considerazioni all'ambito delle relazioni, temporali, spaziali e di scopo, né è necessario che ricordi come solo causa, origine e scopo, assieme ai rapporti con il contesto, possano realmente integrare un oggetto nella totalità del nostro magazzino di esperienze. (...) Il complesso, che la parola cane richiama alla mente, consiste in una serie di associazioni tra elementi, che di per sé non sono sensoriali (chimici) ma piuttosto sono complessi di elementi sensoriali intimamente fusi, che in un certo senso ne costituiscono le molecole. Il nostro concetto di cane quindi, che dai localizzazionisti era inteso come un complesso di elementi sensoriali, verosimilmente può essere immaginato come un complesso di elementi, ciascuno dei quali a sua volta consiste di elementi sensoriali. D'altro canto la disgregazione del concetto di cane non si verifica solo quando le componenti visive si staccano da quelle tattili, termiche o cinestetiche, vuoi per distruzione o disconnessione delle stesse (il che comporterebbe ovviamente anche la perdita dell'altro tipo di legami), ma può anche avvenire a causa della dissoluzione di quei legami che abbiamo definito di tipo fisico. Se per esempio in una persona, l'idea della forma del cane si separasse da quella della scodella con la carne, da quella della cuccia, della museruola, del collare, della costante convivenza con l'uomo, e del suo ruolo di guardiano, o se la coerenza delle sue parti costituenti subisse un danno che ne rendesse impossibile distinguerlo da una pecora o da un lupo; allora assisteremmo a una dissoluzione del concetto che non ha niente a che fare con la dissoluzione delle sue componenti sensoriali (...)." *(p. 549)*

Il livello di analisi "fisico" proposto da Liepmann rassomiglia ormai assai da vicino alle rappresentazioni semantiche in tratti con cui lavorano gli attuali modelli neuropsicologici e a cui dedicheremo i capitoli successivi. La somiglianza sul piano teorico si può apprezzare anche sul piano nosografico-clinico in quanto l'agnosia disgiuntiva di Liepmann[4] somiglia incredibilmente a ciò che oggi si chiamerebbe demenza semantica (Cap. 10). Tra le caratteristiche del quadro clinico descritto dall'autore tedesco, oltre al reperto cognitivo di un disturbo sovramodale del riconoscimento degli oggetti, vale la pena di notare in questo senso il riscontro di una lesione diffusa nel contesto di una patologia degenerativa.

---

[4] Secondo Liepmann infatti la disgregazione disgiuntiva dei concetti si riscontra "in tutti i processi atrofici diffusi, nelle paralisi progressive, nella demenza senile, nell'arteriosclerosi cerebrale generalizzata, così come nelle intossicazioni, per esempio nella demenza degli alcolisti."

Capitolo 5
Il disturbo specifico della memoria semantica

Dalle agnosie al disturbo specifico della memoria semantica

Abbiamo visto come per il modello associazionista il sapere semantico concettuale consistesse in un insieme di immagini sensori-motorie relative ai singoli oggetti (Wernicke). Abbiamo anche visto come Liepmann introducesse un secondo livello più astratto di informazione, che pur derivando in ultima istanza da esperienze sensorimotorie, riguardava aspetti non direttamente sensibili delle entità reali, come ad esempio l'informazione che il cane condivide la casa con l'uomo mentre la pecora no. Sia nella concezione di Wernicke che in quella di Liepmann, il sapere semantico concettuale era inteso come un sistema al tempo stesso *sovramodale* e *modalità-specifico*. Esso era infatti sovramodale nel senso che, come nella maggior parte dei modelli attuali, i diversi canali sensoriali (visivo, acustico, tattile, ecc) nonché il canale verbale, erano intesi come vie d'accesso a uno stesso magazzino di memorie. Aveva tuttavia al tempo stesso un'organizzazione modalità specifica, nel senso che si componeva di unità elementari, organizzate (e localizzate) in base al canale sensoriale attraverso cui era stata elaborata l'informazione.

Uno dei primi e più influenti modelli moderni della memoria semantica e dei suoi disturbi, quello di Warrington e McCarty (Warrington 1975, Warrington e McCarty 1983, 1987), parte da una reinterpretazione delle agnosie, intese come manifestazioni di un danno a una componente semantico concettuale *doppiamente* modalità-specifica, sia perché l'informazione in esso depositata si distingue a seconda del canale sensoriale che maggiormente ha contribuito alla sua acquisizione (come già nella concezione associazionista), sia perché i diversi canali sensoriali e il canale verbale sono intesi come vie d'accesso a "magazzini" *diversi*, in ciascuno dei quali a sua volta l'informazione sarà organizzata a seconda del canale principale d'acquisizione[1]. Questa seconda accezione di specificità modale, assente nei modelli classici è anche l'aspetto che meno ha convinto di questa sistemazione moderna, tanto

---

[1] Per distinguere, dove non sia altrimenti chiaro, queste due accezioni di specificità modale parleremo nel senso della novità proposta da Warrington di specificità modale quanto all'accesso; mentre con riferimento al diverso tipo di informazione, visivo, tattile, ecc. facente parte del sapere concettuale, già previsto dagli autori classici, parleremo di specificità modale quanto al tipo di informazione.

che nel Capitolo 2 abbiamo proposto come generalmente accettato un modello di memoria semantica, in questo senso sovramodale, e nei Capitoli 8-11, dedicati alla diagnosi e riabilitazione, partiremo dall'assunto che l'informazione semantico-concettuale sia di fatto sopramodale quanto all'accesso.

La reinterpretazione dell'agnosia visiva

Nel 1975, la ricercatrice inglese Elizabeth Warrington (Warrington 1975) descrisse tre pazienti affetti da una patologia cerebrale degenerativa che presentavano un quadro di agnosia visiva associativa[2] in concomitanza con un disturbo di comprensione per le parole, che non poteva essere attribuito esclusivamente a un deficit dei lessici di input (vedi Cap. 2). Entrambi i sintomi si collocavano dunque al livello semantico - concettuale del processamento degli stimoli, consistendo rispettivamente, nella difficoltà ad attribuire un significato a oggetti visivamente percepiti e a parole, sia udite che lette. Nell'ambito di un modello di memoria semantica sopramodale, in cui la stessa informazione viene condivisa da tutti i canali di accesso, un simile quadro clinico potrebbe essere interpretato come il risultato di un unico danno a carico della memoria semantica[3]. Warrington scelse invece di interpretarlo come il risultato di *due danni distinti*; uno, a carico di un *sistema semantico visivo*, responsabile dell'agnosia per gli oggetti, l'altro, a carico di un *sistema semantico verbale*, responsabile dell'agnosia per le parole. Questa interpretazione rivoluzionava sia il concetto di agnosia sia quello di memoria semantica. L'agnosia cessava di essere intesa come impossibilità di accedere al magazzino semantico comune a partire da un particolare canale, per diventare l'espressione di un danno a un magazzino modalità specifico, visivo, nel nostro caso, ma eventualmente anche tattile, acustico, ecc. a seconda del tipo di agnosia. D'altro canto la memoria semantica cessava di essere un magazzino di informazione semantico – concettuale unitario per diventare un insieme di sottosistemi quasi indipendenti ciascuno depositario di informazioni concettuali complete circa gli oggetti del mondo, accessibili attraverso le singole modalità (Fig. 5.1). L'osservazione che maggiormente aveva indotto Warrington ad abbandonare l'ipotesi di un magazzino semantico unico consisteva nel fatto che malgrado tutti i pazienti fossero carenti tanto nell'attribuire un significato alle parole che agli oggetti loro mostrati, il deficit semantico esibito era parziale e non di pari entità per entrambe le modalità di riconoscimento. In particolare, un paziente se la cavava meglio nel definire il significato delle parole, mentre un altro reperiva più informazioni semantico-concettuali a partire da un oggetto o da una figura di esso.

Il merito principale di questo articolo non fu tanto quello di aver proposto l'i-

---

[2] Alcuni dati sperimentali su cui sorvoliamo, avevano infatti consentito di escludere un problema al livello pre-semantico del riconoscimento visivo, tipico dell'agnosia appercettiva secondo la tuttora valida distinzione di Lissauer (1890).

[3] Nel modello di Liepmann (1908) si sarebbe trattato di un caso di agnosia disgiuntiva.

potesi di un sistema semantico modalità specifico rispetto all'accesso, ipotesi che come si è detto non ebbe molto seguito, quanto piuttosto nell'aver attirato l'attenzione dei ricercatori su due circostanze da allora oggetto di numerosissime ricerche. La prima è che esistono disturbi selettivi della memoria semantica nel contesto di un risparmio delle altre facoltà cognitive e linguistiche; la seconda è che la perdita dell'informazione concettuale può essere parziale, ovvero si possono perdere solo alcuni aspetti di un concetto conservando la nozione di altri.

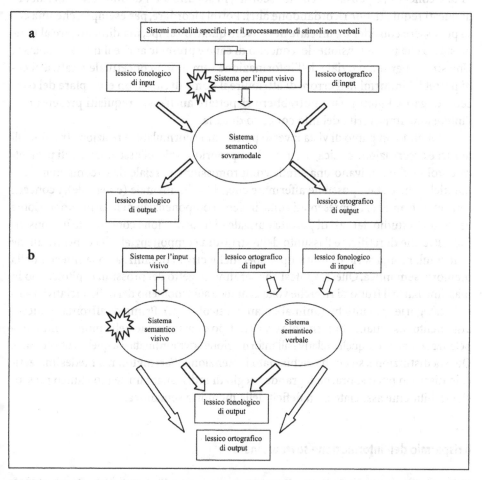

Fig. 5.1. Interpretazione dell'agnosia visiva secondo Warrington. L'agnosia visiva, secondo i modelli sopramodali della memoria semantica (**a**), si spiega con un danno al livello del sistema preposto all'analisi di stimoli visivi non verbali; secondo il modello modalità specifico di Warrington (**b**), ferma restando la prima possibilità, potrebbe dipendere da un danno a un sistema semantico modalità specifico quanto all'accesso. Notare che i pazienti descritti da Warrington non avevano un deficit confinato al riconoscimento visivo di oggetti, ma riguardante anche la comprensione di parole. Se si esclude un problema ai lessici di input, secondo il modello sopramodale il danno dovrebbe essere a carico del sistema semantico sovramodale; secondo il modello di Warrington invece il quadro mostrato dai pazienti risultava da due danni indipendenti a entrambi i sistemi semantici modalità specifici

La compromissione parziale del sapere semantico-concettuale

L'assunto, già classico come si è detto (Cap. 3), di una rappresentazione semantica componenziale implica la possibilità, in linea teorica, che le competenze semantiche relative a ogni singolo concetto possano subire un danno parziale. Se il nostro sapere intorno al concetto di "cane", per esempio, consta di un insieme di requisiti (i tratti semantici) richiesti a ogni entità reale perché possa essere considerata un esempio di tale concetto, è pensabile che io "scordi", in seguito a un danno cerebrale, alcuni di questi requisiti, pur ricordandone altri. Potrei ricordare, per esempio, che una cosa per essere considerata un cane deve avere quattro zampe, ma dimenticare al tempo stesso che nell'intensione del concetto di cane è presente anche il tratto <abbaia>. Una simile perdita parziale dell'informazione semantico-concettuale relativa ai cani potrebbe indurmi nell'errore di attribuire il nome di *cane* a un esemplare del concetto di gatto. I gatti infatti potrebbero rispettare anch'essi i requisiti presenti nell'intensione impoverita del mio concetto di cane.

Adottando un punto di vista inverso potremmo riformulare la relazione tra modelli teorici e osservazione clinica, dicendo che è proprio grazie all'osservazione di pazienti cerebrolesi che esibivano una simile compromissione parziale delle competenze semantiche che è stato possibile affermare che, al livello mentale (e neurale), i concetti sono effettivamente rappresentati come insiemi componenziali di informazione. Come vedremo lo studio dei casi di perdita parziale di informazione concettuale ha consentito, oltre che di ratificare l'assunto della struttura componenziale dei concetti, anche di formulare una serie di ipotesi più specifiche circa l'organizzazione interna della memoria semantica. Queste ipotesi che saranno oggetto dei prossimi capitoli sono in massima parte il frutto di ricerche volte a far luce sul fenomeno dei deficit relativi a singole categorie semantiche (animali, piante, veicoli, ecc.). Prima di affrontare questo argomento discutiamo brevemente un altro tipo di distinzione nell'ambito delle competenze semantiche, quella relativa all'informazione sovraordinata e a quella subordinata. Questa distinzione, su cui ha richiamato l'attenzione Warrington nel medesimo articolo discusso poco sopra, ha il grande pregio di individuare un segno clinico pressoché stabilmente associato a un deficit della memoria semantica.

Il risparmio dell'informazione sovraordinata

Nel medesimo articolo, dedicato alla reinterpretazione dell'agnosia (Warrington 1975), Warrington faceva un'altra osservazione, circa il comportamento dei suoi pazienti, direttamente legata alla natura componenziale del sapere concettuale. Per essi risultava più difficile rispondere a domande del tipo "Il leone è feroce?" rispetto a domande del tipo "Il leone è un mammifero?". Analogamente, in un compito volto a minimizzare le richieste lessicali, i pazienti mostravano più difficoltà dovendo indicare quale tra due animali fosse quello nostrano/esotico che non dovendo indicare quale fosse l'insetto/uccello. Il tipo di informazione che in questi compiti appare meno compromessa è appunto l'informazione sovraordinata o meglio è l'informazione circa la categoria sovraordinata rispetto al concetto indagato. Mammifero infatti è un termine sovraordinato rispetto a leone come dimostra il tipico rapporto di inclusione delle rispettive classi di intensione ed estensione (vedi nota 6, Cap. 3). Per molti concetti l'unico tipo di informazione residua era proprio l'informazione di questo tipo come suggerivano molte risposte anche in prove di denominazione: in questo caso il paziente richiesto di denominare la fotografia di un cane rispondeva semplicemente "è un animale".

Warrington interpretò questa osservazione nel quadro del modello gerarchico della memoria semantica proposto da Collins e Quillian (1969, 1970)[4]. In base a questo modello i concetti sono legati tra di loro in una struttura gerarchica ad albero come avviene nelle tassonomie naturali (Fig. 5.2). La principale implicazione di questa organizzazione è che per accedere alla rappresentazione semantica completa di un concetto posto ad un dato livello dell'albero, bisogna accedere successivamente a tutti i "nodi" rappresentati dai concetti a quello sovraordinati. Per fare un esempio, il nodo corrispondente al concetto di *canarino* conterrebbe i tratti peculiari al canarino, rispetto agli altri uccelli, più un legame con il concetto di *uccello*; questo a sua volta conterrebbe i tratti peculiari agli uccelli, rispetto agli altri animali, più un legame al concetto di *animale*, che a sua volta conterrebbe alcuni tratti peculiari del proprio livello più un legame con il concetto di *essere vivente* che dà origine all'intero albero. Collins e Quillian avevano supportato la loro ipotesi con esperimenti sui tempi di reazione impiegati da soggetti normali per rispondere a domande del tipo "un canarino è giallo?" o "un canarino vola?". Le due domande differiscono per il fatto che mentre l'informazione necessaria per rispondere alla prima si trova allo stesso livello del concetto indagato, quella necessaria per rispondere alla seconda si trova a un livello superiore, il livello di uccello. Coerentemente con questa situazione i soggetti impiegavano più tempo nel rispondere a domande del secondo tipo, quelle che richiedono un movimento lungo l'"albero" dei concetti. Secondo Warrington il risparmio della categoria sovraordinata nei pazienti da lei studiati poteva essere spiegato nell'ambito del modello di Collins e Quillian posto che si invertisse il verso della ricerca all'interno dell'albero; in altre parole la figura di un canarino o la parola corrispondente non avrebbero attivato in successione i nodi "canarino", "uccello", "animale" e "vivente" come previsto da Collins e Quillian, bensì al contrario "vivente", "animale", "uccello", "tipo di uccello". Se le cose stavano così l'incapacità dei pazienti di Warrington a reperire informazioni depositate a livelli inferiori dell'albero si poteva interpretare come un'incapacità a procedere alle tappe successive, per cui il processo di reperimento dell'informazione semantica si fermava al nodo rappresentato dal termine sovraordinato.

Si sarà notato come il modello generale di memoria semantica che abbiamo proposto nel Capitolo 3 non avesse le caratteristiche gerarchiche ora descritte. In effetti, mi sembra corretto affermare che, tra gli assunti comuni al pensiero classico e alla maggior parte dei punti di vista teorici attuali (di cui si è detto in quel capitolo) po-

---

[4] Sul modello di Collins e Quillian vedi Baddley (1982, Cap. 6).

trebbe a buon diritto figurare quello del *rapporto non gerarchico tra concetti*. Come si ricorderà in un modello componenziale non gerarchico la rappresentazione semantica di un concetto coincide con la sua intensione, e questa include le intensioni ti tutti i termini sovraordinati: il concetto di canarino non ha particolari legami con il concetto di uccello, semplicemente possiede tutti i tratti di uccello più altri ancora, il concetto di uccello non ha particolari legami con il concetto di animale, ma ancora, possiede tutti i tratti di animale più altri ancora, e così via fino a vivente[5].

Anche i modelli non gerarchici, come vedremo, possono spiegare un risparmio relativo dell'informazione sovraordinata, adducendo argomenti a favore di una maggior resistenza dei tratti presenti nell'intensione dei termini sovraordinati (Cap. 8). Inoltre la rete gerarchica in cui con grande naturalezza s'inscrivono i termini attinti alle tassonomie naturali, come il regno animale o quello vegetale, ha scarsa applicabilità in altri settori del vocabolario. In quale albero gerarchico dovremmo includere, per esempio, il termine "molletta" o "orologio"?

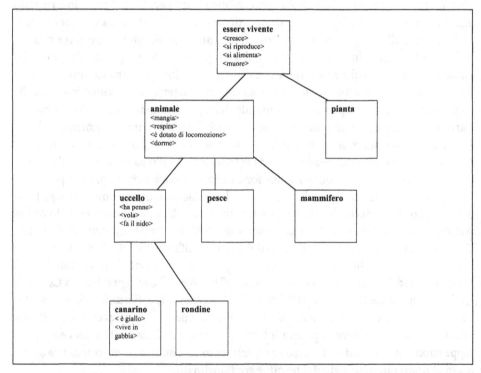

Fig. 5.2. Organizzazione gerarchica del sistema semantico. Nei modelli gerarchici della competenza semantica, al livello di ciascun nodo, sono rappresentati solo i tratti semantici che individuano il termine corrispondente rispetto al termine collocato al livello del nodo sovraordinato

---

[5] Si noti come non è solo il rapporto di iponimia a non essere espressamente codificato nella maggior parte dei modelli di rappresentazione semantica, manca anche il rapporto di meronimia, che lega tra di loro i concetti esprimenti il tutto e le sue parti (es. macchina, ruota, volante, sportello, motore, ecc.), o anche il rapporto di antinomia che lega i termini contrari (caldo e freddo, veloce e lento, ecc.). Mancano più in generale tutti i rapporti lessicali; vedi su questi Cruse (1986, Cap. 4).

Capitolo 6
La compromissione di singole categorie semantiche

La dissociazione viventi vs. non-viventi

Se assumiamo che la memoria semantica sia un sistema unico a cui si ricorre per interpretare sia le parole sia le cose (viste, udite o altrimenti percepite), un deficit della memoria semantica implica necessariamente l'impossibilità di attribuire un significato sia alle parole che alle entità extraverbali. Se invece riteniamo che esistano più memorie semantiche una per il materiale verbale ed una per ciascun canale sensoriale attraverso cui percepiamo gli oggetti esterni, allora il disturbo selettivo della memoria semantica potrà riguardare anche uno solo di questi sottosistemi (Cap. 5). Nell'esposizione delle caratteristiche dei deficit limitati a singole categorie semantiche e delle teorie proposte per darne conto, per semplicità, partiremo dall'assunto che il sistema semantico sia sopramodale quanto all'accesso (vedi nota 1, Cap. 5). Anche se alcune di queste teorie sono state in realtà concepite a partire dall'assunto opposto, ciò non rappresenta una semplificazione indebita in quanto le loro implicazioni sull'organizzazione della memoria semantica possono essere applicate tanto al magazzino unico quanto a ciascuno dei magazzini modalità specifici.

Uno dei reperti neuropsicologici che più hanno contribuito a promuovere ipotesi circa la struttura della memoria semantica è costituito dalla presenza di deficit semantici "categoria specifici". Malgrado anche noi useremo la dicitura ormai invalsa di deficit categoria specifici, è opportuno ricordare che simili disturbi di regola non interessano *esclusivamente* i concetti riconducibili alle categorie interessate, bensì *principalmente* i concetti appartenenti a tali categorie, nel contesto di un più generale calo delle competenze semantico-concettuali.

Il fatto che in alcuni pazienti l'incapacità di attribuire un significato a oggetti e parole sembrasse interessare in particolar modo entità appartenenti a una data categoria semantica è stato a lungo rilevato in modo aneddotico senza che divenisse fino a tempi recenti oggetto di particolare approfondimento. Nielsen (1946) riferiva di un paziente che dimostrava particolari difficoltà nel riconoscere cibi ed esseri viventi, rispetto ad oggetti inanimati. Goodglass e coll. (1966), sottoponendo un ampio campione di afasici a prove che comportavano il riconoscimento di parti del corpo, oggetti, azioni, lettere e numeri, rilevarono un ampio numero di soggetti le cui prestazioni erano significativamente più basse in una o più di queste categorie. Yamadori e Albert (1973) osservarono un caso in cui il deficit semantico sembrava interessare soprattutto gli oggetti "da interno" (come sedia, letto, lume) e le parti del corpo, risparmiando invece le cose che si trovano abitualmente all'esterno. Negli ultimi venti anni i casi di deficit specifici per singole categorie semantiche hanno destato un crescente interesse tra i ricercatori; più esattamente a partire da quando, negli anni '80 del secolo scorso, sono stati descritti un certo numero di pazienti che in seguito a un encefalite erpetica avevano sviluppato un danno selettivo per gli esseri viventi.

Nel 1984 Warrington e Shallice (Warrington e Shallice 1984) sottoposero a un accurato esame le prestazioni di quattro pazienti portatori di lesioni cerebrali a seguito di un encefalite erpetica. In un test veniva chiesto loro di definire il significato di alcune parole riferibili a esseri viventi o entità inanimate. La dissociazione era lampante: mentre i pazienti fornivano informazioni corrette e circostanziate sulle entità inanimate, producevano risposte generiche, o addirittura sbagliate, se interrogati sulle caratteristiche degli esseri viventi (Tabella 6.1).

Tabella 6.1. Alcuni esempi di risposte fornite da due dei pazienti (J.B.R. e S.B.Y.) di Warrington e Shallice (1984) in un compito di definizione di parole appartenenti al dominio dei viventi e dei non viventi. Entrambi i pazienti esibivano un deficit limitato agli esseri viventi, chiaramente evidente nel compito di definizione

Stimolo	Risposta
VIVENTI	
	J.B.R.
pappagallo	"non lo conosco"
margherita	"una pianta"
lumaca	"un animale, un insetto"
struzzo	"non è comune"
	S.B.Y.
anatra	"un animale"
vespa	"un uccello volante"
crocus	"un'immondizia"
NON VIVENTI	
	J.B.R.
tenda	"capanna temporanea, ricovero abitabile"
cartella	"piccola borsa dove gli studenti tengono le loro carte"
bussola	"strumento che ti dice la direzione in cui stai andando"
torcia	"lampada portatile"
cassonetto	"per metterci l'immondizia"
	S.B.Y.
carriola	"oggetto usato dalla gente per portare materiali"
asciugamano	"materiale usato per asciugare le persone"
passeggino	"usato per portare le persone, con le ruote e un coso per sedersi"
sommergibile	"nave che va sotto il mare"
ombrello	"oggetto usato per proteggersi dall'acqua che viene giù"

Accanto a questo quadro, sebbene con minor frequenza, è stato documentato anche il quadro opposto; sono stati cioè descritti pazienti che mostravano una compromissione relativamente più grave quando erano chiamati ad attribuire un significato ad oggetti inanimati o a parole ad essi riferite.

Il reperto di una dissociazione *viventi vs. non-viventi*[1] ha indotto i ricercatori a formulare una serie di ipotesi circa l'organizzazione della memoria semantica, che potessero dar conto del fenomeno. Nessuna delle teorie proposte fino ad oggi è stata però verificata o falsificata in modo definitivo, anzi a mano a mano che si definiscono meglio le caratteristiche del disturbo categoria specifico continuano ad aggiungersi nuove ipotesi alle vecchie. Il resto di questo capitolo e tutto il successivo saranno dedicati all'illustrazione di queste teorie e alle loro implicazioni circa l'organizzazione della memoria semantica.

Tratti percettivi e tratti funzionali

Sebbene la distinzione tra *viventi* e *non-viventi* sia senz'altro efficace dal punto di vista descrittivo, è pure vero che molto spesso il quadro di categorie risparmiate e compromesse nei singoli pazienti non rispetta esattamente i confini di questa partizione. Sono stati osservati per esempio pazienti con un deficit prevalentemente a carico dei viventi, esteso però anche ad alcune categorie di non–viventi. Uno di questi era J.B.R., citato nel paragrafo precedente, che, oltre ad avere un deficit per gli animali e le piante, aveva anche un deficit per la categoria degli strumenti musicali. Un'altra limitazione all'applicabilità di una rigida dicotomia viventi vs. non-viventi deriva dalla presenza di pazienti che mostrano un deficit confinato ad alcune categorie nel dominio[2] dei viventi o dei non-viventi con il risparmio di altre; il paziente E.W. di Caramazza e Shelton (1998), ad esempio, aveva un deficit per gli animali ma non per le piante; mentre nel già citato caso di Yamadori e Albert (1973) il deficit per gli inanimati si limitava agli oggetti da interno. Ugualmente problematici per questo approccio infine sono i casi di coinvolgimento di categorie non facilmente riconducibili a nessuno dei due maggiori domini, come quelle dei cibi e delle parti del corpo. In generale la compromissione dei primi sembra un reperto abbastanza comune in pazienti con un deficit per i viventi, mentre un disturbo per le parti del corpo sembrerebbe associarsi a un deficit per i non-viventi (Fig. 6.1).

---

[1] Si tratta in realtà di una doppia dissociazione; vedi quanto detto nel Capitolo 1 a proposito del metodo della doppia dissociazione in neuropsicologia.

[2] Seguendo un uso ormai consolidato chiameremo *domini*, le due categorie sovraordinate dei viventi e dei non-viventi, mentre riserveremo il termine *categoria* alle sottopartizioni di ciascun dominio (es. animali, piante, verdure sono altrettante categorie nel dominio dei viventi; utensili, veicoli e mobili in quello dei non-viventi).

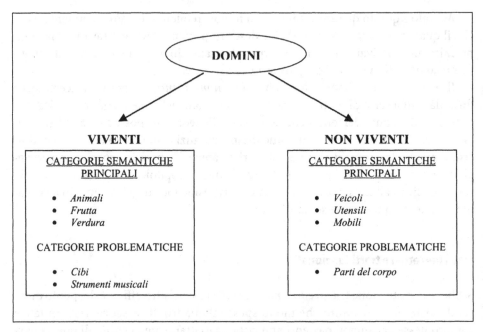

Fig. 6.1. Pattern di categorie compromesse o risparmiate nei pazienti con un deficit per i viventi o per i non viventi. I "confini" del deficit categoria specifico in molti pazienti non sono esattamente sovrapponibili con quelli dei due maggiori domini: viventi e non viventi. Nella parte alta del diagramma si possono vedere le categorie semantiche da cui vengono in genere tratti gli stimoli usati per documentare un deficit a carico di uno dei due domini. Nella parte bassa, sono riportati esempi di categorie "problematiche" o perché tendono a seguire le sorti del dominio opposto (come gli strumenti musicali, spesso compromessi in pazienti con deficit per i viventi), o perché non sono facilmente riconducibili a nessuno dei due domini (vedi i cibi, in genere compromessi assieme ai viventi, e le parti del corpo, in genere deficitarie assieme ai non viventi)

Per dar conto di questa eterogeneità nel quadro dei risparmi e delle compromissioni categoria specifiche, Warrington e McCarty (1983, 1987) e Warrington e Shallice (1984) ipotizzarono che la manifestazione di un deficit categoria specifico non avviene perché il danno cerebrale ha colpito un sostrato neurale deputato all'elaborazione di concetti appartenenti a un dato dominio (quello dei viventi o quello dei non-viventi), ma piuttosto perché il danno ha compromesso determinati aspetti dell'informazione semantica e tali aspetti hanno un peso maggiore nei concetti di uno dei due maggiori domini. Il deficit categoria specifico, secondo questa ipotesi, sarebbe allora l'epifenomeno (il risultato visibile) di un deficit sottostante, occorrente in un sistema semantico privo di una struttura categoriale primaria. L'errore insito nel considerare il deficit semantico come "direttamente" categoria specifico è simile a quello che si potrebbe commettere in presenza di un serial killer deciso ad uccidere tutte le persone più alte di un metro e 90; in un primo momento si potrebbe pensare che egli abbia preso di mira la categoria dei giocatori di pallacanestro, ma prima o poi la presenza di altre categorie professionali tra le vittime porterebbe ad ipotizzare che il criterio seguito dall'assassino sia in realtà un altro.

Il criterio sotteso all'organizzazione della memoria semantica, che nell'ipotesi di Warrington, McCarthy e Shallice avrebbe prodotto l'epifenomeno dei deficit categoria specifici, è un criterio di specificità modale che ha un chiaro antecedente nella visione associazionista dei concetti come memorie multisensoriali discussa nei Capitoli 4 e 5. In base a tale criterio l'informazione presente nella memoria semantica, ovvero i tratti di cui si compongono le rappresentazioni dei concetti (Cap. 3), sarebbe organizzata a seconda della modalità di acquisizione, ovvero in base al canale sensorimotorio (visivo, tattile, acustico, cinestesico, ecc.) attraverso cui l'informazione è stata acquisita[3]. Gli argomenti proposti da Warrington e collaboratori per spiegare i deficit categoria specifici sulla base di un deficit primariamente modalità specifico sono i seguenti. È verosimile ipotizzare che per discriminare tra due entità riconducibili ad una stessa categoria nel dominio dei viventi (ad esempio tra due animali come un cane e un gatto) sia soprattutto importante disporre di informazioni circostanziate circa il loro aspetto fisico; viceversa, gli oggetti inanimati tipicamente vengono discriminati in base alla funzione che assolvono[4]. Gli esemplari di uno stesso concetto inanimato, ad esempio le diverse istanze del concetto di bicchiere, possono infatti essere fisicamente molto dissimili tra di loro; se tuttavia li riconoscerò come tali ciò sarà principalmente in base alle mie conoscenze circa la comune funzione di strumento per bere. Se si ammette che al livello corticale vi siano sostrati neurali specializzati nell'elaborazione dell'informazione acquisita attraverso i diversi canali sensorimotori (rappresentata dai cosiddetti *tratti percettivi*) ed altri sostrati, distinti da quelli, deputati all'elaborazione di informazione non direttamente acquisita attraverso i sensi (rappresentata dai tratti *funzionali, associativi* o *enciclopedici*), un deficit a carico dei viventi potrà essere spiegato come un danno a carico dei primi, mentre il quadro opposto sarà il risultato di un danno ai secondi. In altre parole, in una memoria semantica, concepita come un magazzino di tratti organizzati per modalità di acquisizione, se vengono compromessi selettivamente i tratti percettivi, il deficit maggiore sarà a carico di quelle categorie semantiche (grosso modo coincidenti con il dominio dei viventi) che maggiormente si basano sui tratti percettivi. Se viceversa la compromissione selettiva riguarderà i tratti funzionali, il danno maggiore si verificherà nel dominio dei non viventi dove questo tipo di tratti svolge un ruolo più critico. Nell'ambito di quest'ipotesi il fatto che spesso i deficit categoria specifici non rispettino fedelmente il confine indicato dalla dicotomia viventi vs. non-viventi, potrebbe spiegarsi agevolmente con la presenza di categorie atipiche nei due maggiori domini; il caso, ad esempio, del paziente J.B.R che aveva un deficit categoria specifico per il dominio dei viventi e per la categoria degli strumenti musicali potrebbe spiegarsi con la considerazione che, per quanto con-

---

[3] In questa prospettiva come già in quella associazionista l'informazione sull'oggetto deriva anche dalle azioni che noi compiamo sull'oggetto, dunque anche da una componente motoria oltre che sensoriale.

[4] Per capire l'importanza attribuita all'informazione funzionale nella teoria di Warrington e coll., bisogna tenere conto che, sebbene sia uso comune parlare di non-viventi o inanimati, si allude in realtà (Fig. 6.1) a quel sottoinsieme di entità inanimate costituito dagli artefatti ovvero dagli oggetti costruiti dall'uomo.

cerne la funzione, tutti gli strumenti musicali <servono per suonare>, per cui in questo caso per discriminare tra di essi potrebbe essere più utile la forma (ovvero i tratti percettivi), anche se tipicamente per i non-viventi vale esattamente il contrario.

Va infine notato che l'ipotesi dei sostrati neurali modalità specifici prevede che non vi sia un unico sostrato per tutti i tratti percettivi, bensì un diverso sostrato per ogni canale sensoriale e che (almeno) alcuni di essi siano ulteriormente scomponibili in base a singoli aspetti dell'informazione processata. Per quanto riguarda il canale visivo, ad esempio, colore, forma, movimento e collocazione spaziale sono aspetti della percezione affidati a sistemi neurali distinti e, come tali, selettivamente compromissibili. Questa circostanza può contribuire a spiegare risparmi e compromissioni nell'ambito dello stesso dominio. Per dar conto della dissociazione osservata tra le categorie viventi dei fiori e della frutta, ad esempio Warrington e McCarthy (1987), osservano che per distinguere tra gli esemplari della prima potrebbe essere più importante l'attributo visivo della forma, mentre per discriminare tra frutti potrebbe essere più importante quello del colore.

Conferme e disconferme sperimentali

L'ipotesi che il deficit categoria specifico sia in realtà l'effetto visibile di un deficit modalità specifico soggiacente ha avuto conferme sperimentali tutt'altro che definitive. Ciò che sarebbe lecito aspettarsi se l'ipotesi, che d'ora in poi chiameremo del "percettivo vs. funzionale", cogliesse veramente l'aspetto centrale del fenomeno, è che soggetti con una caduta selettiva nelle competenze semantico-concettuali sugli esseri viventi mostrassero contemporaneamente cattive prestazioni sugli aspetti percettivi di qualsiasi concetto "vivente" e "non-vivente". Mentre d'altro canto, un difetto categoria specifico per i non viventi dovrebbe associarsi a cadute circa l'informazione funzionale altrettanto trasversali. I dati provenienti dalla ricerca sperimentale non hanno pienamente confermato queste previsioni. Infatti, se è vero che è stata talvolta riscontrata in pazienti con una caduta selettiva sui viventi l'incapacità a rispondere a domande circa le caratteristiche fisiche dei concetti (es. "La giraffa ha il collo lungo?"), di contro a buone prestazioni sulle caratteristiche funzionali (es. "La giraffa vive in Africa?"), è però anche vero che tale dissociazione si limitava ai concetti della categoria compromessa[5]. In altre parole se le domande vertevano su caratteristiche percettive e funzionali di concetti inanimati, gli stessi pazienti non mostravano più alcuna dissimetria nelle prestazioni: rispondevano correttamente a entrambi i tipi di domande. L'osservazione di un deficit al tempo stesso categoria spe-

---

[5] Pazienti con questo quadro di prestazioni sono stati descritti da Silveri e Gainotti 1988, Sartori e Job 1988, Farah e coll. 1989. Sarà utile notare che quando si parla di tratto funzionale non s'intende solamente "relativo alla funzione assolta dal punto di vista di un utilizzo umano" (come ad es. <serve per tagliare> in coltello), ma più genericamente "non percettivo" ovvero, riguardante una conoscenza che non è relativa ad aspetti direttamente percepibili attraverso i sensi.

cifico e modalità specifico, ovvero a carico delle sole caratteristiche percettive dei soli concetti viventi, pone non pochi problemi alla teoria del percettivo vs. funzionale almeno nella sua formulazione originaria. Va inoltre detto che sono stati osservati pazienti con un deficit selettivo per i viventi che andavano altrettanto male su entrambi i tipi di informazione (percettiva e funzionale) della categoria compromessa. Questo reperto ha sollevato ulteriori dubbi sul potere esplicativo della dicotomia percettivo vs. funzionale, spingendo alcuni ricercatori a dubitare addirittura della precedente parziale conferma e a ipotizzare la possibilità che la presenza di alcuni pazienti che mostravano un deficit al tempo stesso categoria specifico (peggio sui viventi) e modalità specifico (peggio sui tratti percettivi) poteva essere dovuta semplicemente al fatto che le domande sui tratti percettivi erano più difficili di quelle sui tratti funzionali[6]. Un contributo ancora più incerto è venuto dallo studio dei casi, assai più rari, di deficit a carico degli inanimati: nei pazienti il cui livello generale di compromissione consentiva di sondare le conoscenze su singoli attributi, percettivi e funzionali, non si è mai riscontrata una caduta selettiva sui tratti funzionali (Tyler e Moss 2001).

Malgrado le difficoltà incontrate nell'ottenere conferme sul piano sperimentale, l'ipotesi del percettivo vs. funzionale continua ad avere molto seguito tra i ricercatori. Ciò è dovuto verosimilmente oltre che alla vitalità della tradizione associazionistica anche a un'obbiettiva difficoltà a verificare e falsificare ipotesi che richiedono di tener simultaneamente sotto controllo nei paradigmi sperimentali un alto numero di possibili fattori interferenti.

In tempi recenti sono state rivolte critiche a questo approccio che non riguardano la carenza di dati circa l'associazione tra deficit categoria specifico e deficit modalità specifico, ma un assunto ancora più basilare dell'ipotesi; siccome, tuttavia, esse vengono rivolte anche all'ipotesi dell'organizzazione categoriale primaria che discuteremo nel prossimo paragrafo, rimandiamo la loro esposizione al capitolo successivo.

Organizzazione categoriale primaria

L'alternativa più immediata alla teoria della dissociazione categoriale come risultato manifesto di una dissociazione modalità specifica soggiacente è che la memoria semantica sia direttamente organizzata per categorie semantiche. Quest'ipotesi è stata recentemente riproposta da Caramazza e Shelton (1998). Secondo questi autori è possibile che nel cervello, come frutto di un percorso evolutivo, si siano venuti a formare dei sistemi neurali specializzati preposti al riconoscimento di entità ap-

---

[6] Vedi Laiacona e coll. 1993, 1997, e Stewart e coll. 1992 (citati in Caramazza e Shelton 1998) per l'assenza dell'effetto di modalità associato all'effetto di categoria, una volta controllato il fattore difficoltà nelle domande del questionario semantico su caratteristiche funzionali e percettive.

partenenti alle diverse categorie semantiche. Ovviamente, argomentano gli autori, non è plausibile che i sistemi specializzati siano tanti quanti sono i possibili raggruppamenti semantici; non vi sarà cioè, ad esempio, una regione cerebrale specializzata nel riconoscimento delle stoviglie e un'altra in quello dei gioielli. È verosimile però che alcune *maggiori* categorie semantiche siano effettivamente servite da circuiti neurali specializzati. Le categorie che si candidano in questo senso sono quelle che nel corso dell'evoluzione avrebbero svolto un ruolo, al tempo stesso essenziale e ben definito, ai fini della sopravvivenza. Tra queste figurano gli animali in quanto potenziali predatori, ma anche fonte di cibo, e le piante in quanto fonte di cibo e di sostanze medicamentose. L'utilità, ai fini della sopravvivenza, che poteva derivare dalla capacità di classificare rapidamente le istanze dei concetti appartenenti a queste due categorie avrebbe portato alla formazione di regioni del cervello deputate a questo compito. Più dubbio sarebbe lo status degli utensili: provvisti anch'essi di un sostrato specializzato o accomunabili a tutto ciò che non fa parte dei viventi? Quali che siano i dettagli di questa teoria, un aspetto di grande interesse, che la colloca in un filone di ipotesi sulla genesi dei moduli mentali, è che i sistemi neurali specializzati per gli animali e per le piante farebbero parte di una dotazione innata del cervello umano. In altre parole, grazie a un'evoluzione protrattasi per centinaia di migliaia di anni, noi nasceremmo oggi con circuiti neurali già predisposti per ottimizzare l'apprendimento di ciò che può essere utile sapere per riconoscere un animale o una pianta. Simili moduli innati sono stati già proposti in altri ambiti cognitivi, il più noto di tutti, legato al nome di Chomsky, è quello dell'apprendimento delle regole sintattico-grammaticali delle lingue naturali. Così come al bambino è sufficiente un'esposizione limitata e lacunosa alla lingua materna per apprenderne le complicatissime regole che ne governano l'uso, similmente, gli basterebbe l'esposizione a pochi esemplari di determinate categorie semantiche (segnatamente animali e piante) per formarsene chiaramente i concetti.

Rispetto all'ipotesi basata sulla dicotomia percettivo vs. funzionale, quella dell'organizzazione categoriale primaria ha il vantaggio di non prevedere quell'associazione tra disturbo modalità specifico e categoria specifico che, come si è detto, ha ricevuto incerte conferme dal punto di vista sperimentale. D'altro canto la presenza di compromissioni parziali nel dominio dei non viventi (come ad esempio quella a carico degli strumenti musicali) chiaramente non può essere spiegata nell'ambito di quest'ipotesi.

Più che sulle differenze tra l'ipotesi dell'organizzazione modalità specifica e quella dell'organizzazione categoriale della memoria semantica converrà ora soffermarsi su un loro fondamentale aspetto comune, quello della suddivisione della memoria semantica in più sistemi neurali specializzati. Tale aspetto, fin dalle origini dello studio sistematico dei deficit categoria specifici ha sollevato obiezioni da parte dei sostenitori della cosiddetta teoria dell'artefatto, mentre in tempi più recenti è stato attaccato a favore dei modelli distribuiti della memoria semantica. Entrambe queste alternative, che si basano sul comune assunto di un sistema semantico servito da un sostrato neurale unico formeranno l'oggetto del capitolo successivo.

L'assunto della specializzazione neurale

Entrambe le teorie sopra ricordate, condividono un assunto teorico ricco di implicazioni: il deficit categoria specifico risulta da un danno selettivo a un sostrato neurale specializzato, deputato vuoi all'elaborazione dei tratti di un determinato tipo (percettivi vs. funzionali), vuoi a quella dei tratti che entrano a far parte delle rappresentazioni dei concetti appartenenti a una data categoria semantica (viventi vs. non-viventi). Questi sostrati neurali specializzati altro non sono che il correlato neuroanatomico di quelle unità funzionali che all'inizio di questo volume abbiamo chiamato "moduli" o "sottosistemi isolabili". Non è questa la sede per approfondire come i moduli di cui si comporrebbe il sistema semantico secondo le teorie in esame si collochino lungo il continuum che va dal valore massimo al valore minimo della isolabilità funzionale[7]. Importante per il nostro discorso è che un deficit per una determinata categoria, in quanto risultato della lesione selettiva di un determinato sistema neurale specializzato dovrebbe essere sistematicamente associato a lesioni localizzate in una porzione ben definita del sistema nervoso (ma vedi oltre per una parziale limitazione a quest'affermazione).

Il tentativo di localizzare il sostrato neurale critico per le competenze sui viventi e sui non viventi ha dato luogo a due filoni di ricerca. Il primo (del tutto in linea col metodo classico della neuropsicologia) consiste nello studio della sede lesionale in pazienti cerebrolesi che esibiscono diversi quadri di compromissione categoria specifici. Il secondo, reso possibile da una decina di anni dai progressi delle neuroimmagini funzionali, consiste nel tentativo di stabilire quali sostrati neurali siano "attivi" mentre soggetti neurologicamente sani svolgono compiti che richiedono il processamento di stimoli appartenenti alle diverse categorie semantiche. Sfortunatamente i risultati di entrambi i filoni sono d'interpretazione tutt'altro che univoca, tanto che sono stati letti dai sostenitori dei modelli distribuiti come una prova dell'assenza di più sostrati neurali specializzati nell'ambito della memoria semantica.

Lo studio della sede lesionale

Sulla base di un ampio e accurato riesame dei casi di deficit categoria specifico presenti in letteratura, Gainotti (2000) conclude che, in presenza di un deficit a carico del dominio dei viventi, nella grande maggioranza dei casi il danno cerebrale è a livello di entrambi i lobi temporali, più raramente limitato a un solo lobo temporale (in genere il sinistro), mentre solo eccezionalmente (circa 2 casi su una cinquantina)

---

[7] Per farlo dovremmo prima affrontare l'ampia casistica dei sistemi funzionali e le loro relazioni con i diversi tipi di dissociazioni osservabili. Per chi fosse interessato a questi argomenti si raccomanda il già citato volume di Shallice (1988).

localizzato altrove. In particolare, nell'ambito dei lobi temporali, sono le regioni anteriori, inferiori e mesiali ad essere più frequentemente coinvolte, senza però che nessuna di esse risulti sistematicamente lesa in concomitanza con un deficit categoria specifico per i viventi.

A prima vista il fatto che nessuna struttura, tra quelle più spesso interessate, debba essere necessariamente coinvolta perché si verifichi un deficit a carico dei viventi potrebbe sembrare in contraddizione con l'assunto che il deficit funzionale sia causato da un danno a un sistema neurale specializzato. Se tuttavia immaginiamo l'insieme di queste strutture neurali come facenti parte di un unico circuito, il reperto diventa facilmente spiegabile. Se paragoniamo il deficit funzionale alla mancata accensione di una lampadina e il circuito neurale specializzato al circuto elettrico composto da interruttore, lampadina, spina e filo, è facile capire come un danno a ciascuno di questi elementi causerà lo spegnimento della luce (ovvero un deficit per i viventi), mentre nessuno di essi dovrà essere *necessariamente* danneggiato perché il deficit si verifichi.

La presenza di un "circuito" leso (più o meno specializzato) associato a un deficit per i viventi potrebbe di per sé essere considerato un dato a favore di entrambe le ipotesi basate sull'assunto del sistema neurale specializzato. Il circuito leso potrebbe infatti essere considerato dai sostenitori della teoria del percettivo vs. funzionale come il sostrato deputato al processamento dei tratti percettivi, mentre dai sostenitori della teoria dell'organizzazione categoriale primaria come il sostrato critico per il processamento di tutti i tratti (percettivi e funzionali) riferibili ai concetti del dominio dei viventi. Essendoci evidenze sperimentali estrinseche per affermare che le strutture temporali in questione sono coinvolte nell'analisi percettiva (specialmente visiva) degli stimoli, è tuttavia lecito concludere che i reperti neuroanatomici sono maggiormente a favore della teoria del percettivo vs. funzionale.

I dati a favore di una corrispondenza tra danno funzionale e strutture anatomiche coinvolte non sono tuttavia così stringenti come questa prima parte della nostra esposizione potrebbe far supporre. Se è vero infatti che è possibile stabilire con una certa affidabilità un nesso tra sede lesionale e deficit per i viventi, non vi sono però dati altrettanto chiari che consentano d'individuare la sede lesionale responsabile del quadro comportamentale opposto: ovvero di un danno selettivo per i non-viventi[8]. Né è stato possibile discriminare chiaramente tra strutture neurali critiche rispettivamente per la categoria degli animali e per quella delle piante all'interno del dominio dei viventi.

In mancanza di solide evidenze in questo senso non è possibile escludere che le strutture neurali la cui lesione si associa a un deficit per i viventi siano in realtà il sostrato anatomico di un sistema funzionale unico (deputato cioè all'elaborazione di tutti i concetti, viventi e non-viventi), il quale in virtù delle sue caratteristiche strut-

---

[8] L'affermazione di Gainotti che un deficit per i non viventi consegue a un danno esteso delle strutture fronto-parietali si basa, in realtà, come l'autore riconosce su un numero assai esiguo di osservazioni.

turali può, se leso, dar luogo a un deficit categoria specifico. Queste caratteristiche strutturali sono appunto al centro dei modelli distribuiti di memoria semantica che verranno discussi nel prossimo capitolo.

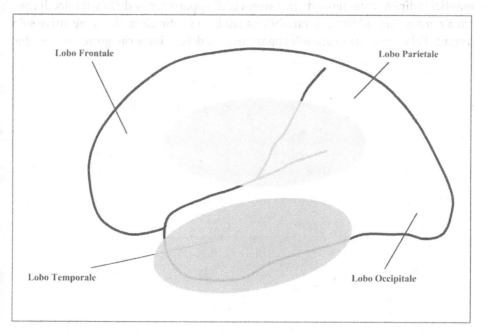

Fig. 6.2. Veduta laterale dell'emisfero sinistro. Le aree evidenziate sono quelle in cui ricadono più spesso le lesioni associate a un deficit *categoria specifico*. In grigio scuro e in grigio chiaro sono mostrate le aree associate rispettivamente a un deficit a carico dei viventi e dei non viventi

Il contributo delle neuroimmagini funzionali

Anche i dati derivanti dalle neuroimmagini funzionali non consentono di scegliere chiaramente tra le due teorie in competizione basate sull'assunto dei sistemi neurali specializzati. Anzi in questo caso a maggior ragione i dati forniti dalla ricerca possono essere letti nel senso di un sistema semantico implementato da un sostrato neurale unico.

In uno studio con la metodica della PET che consente di misurare gli incrementi regionali di flusso sanguigno (indicativi di un aumento di attività neurale) durante lo svolgimento di determinati compiti cognitivi, Martin e coll. (1996) hanno registrato in soggetti neurologicamente sani un aumento di flusso in sede temporale bilaterale sia durante l'elaborazione semantica di stimoli appartenenti al dominio dei viventi che a quello dei non viventi, mentre alcune aree della corteccia occipitale si attivavano solo per stimoli viventi ed altre, del lobo frontale, solo per stimoli non viventi. Simili risultati depongono per un sostrato largamente comune all'elaborazione semantica dei concetti riconducibili ai due domini. Una lettura in questo senso dell'insieme dei reperti provenienti da studi di neuroimmagini funzionali viene proposta da Tyler e Moss (2001), i quali affermano che il risultato più evidente è l'attivazione sistematica di alcune aree cerebrali durante l'esecuzione di compiti semantici indipendentemente dalla categoria di appartenenza dello stimolo, di contro a reperti contraddittori e variabili da studio a studio circa altre aree attive solo durante l'elaborazione di stimoli appartenenti a determinate categorie semantiche.

Capitolo 7
I modelli distribuiti di memoria semantica

Prime critiche ai sistemi specializzati: l'ipotesi dell'artefatto

Come si è visto nel capitolo precedente sia la teoria del percettivo vs. funzionale, sia quella dell'organizzazione categoriale primaria condividono l'assunto che la memoria semantica sia composta di più sottosistemi isolabili implementati da sistemi neurali specializzati. Questo assunto è stato fatto oggetto di critiche, prima ancora che dai promotori dei modelli distribuiti, dai sostenitori dell'ipotesi dell'artefatto. Secondo questa ipotesi, la memoria semantica non sarebbe organizzata né per modalità di acquisizione dei tratti né per categorie semantiche. Se i concetti nel dominio dei viventi si comportano diversamente da quelli nel dominio dei non viventi ciò accadrebbe in quanto i primi sono *mediamente* "più difficili". Questa maggior difficoltà farebbe sì che siano i primi ad andar perduti a causa di un danno neurologico, dando così l'impressione che il deficit semantico rispetti un confine categoriale. Il motivo di una maggior difficoltà per i concetti riferibili ai viventi risiederebbe principalmente nel fatto che essi, in genere, sono designati da parole meno comuni e corrispondono a entità meno familiari. In effetti è ormai generalmente accettato che la familiarità dei concetti e la frequenza d'uso delle parole che li designano è capace d'influenzare le prestazioni di soggetti, sia normali sia cerebrolesi, in compiti semantico-lessicali. Nei soggetti neurologicamente sani impegnati in un compito di denominazione di figure, si osserva che l'intervallo di tempo tra presentazione dello stimolo e produzione della risposta si allunga quanto più la parola da produrre è rara e l'entità denominata poco familiare. Nei soggetti cerebrolesi oltre all'allungamento dei tempi di latenza si osserva un decremento dell'accuratezza, ovvero tanto più la parola è rara e riferita ad un concetto poco familiare tanto più aumenta la possibilità che il paziente commetta errori. Funnell e Sheridan (1992) dimostrarono, in un paziente con esiti di un grave trauma cranico, che un apparente deficit categoria specifico a carico dei viventi, evidente in un compito di denominazione, in realtà spariva quando si teneva conto della familiarità degli stimoli. In altre parole, se le figure da far denominare al paziente venivano selezionate in modo che i concetti fossero paragonabili per familiarità nei due domini, il paziente commetteva un numero paragonabile di errori sui viventi e sui non viventi.

In analogia con l'ipotesi del percettivo vs. funzionale anche l'ipotesi dell'artefatto vede nei deficit categoria specifici l'epifenomeno di una diversa distinzione sottostante. Tuttavia l'ipotesi dell'artefatto a differenza dell'ipotesi di Warrington e collaboratori non prevede che la memoria semantica sia implementata da più sistemi neurali specializzati. Sia le parole rare che quelle comuni, sia le entità familiari che quelle meno familiari sono servite dallo stesso sostrato neurale; l'unica differenza è che le parole rare e poco familiari sono più difficili, come dimostra l'allungamento dei tempi di latenza nei soggetti neurologicamente sani.

All'inizio di questo volume, nel paragrafo dedicato alle questioni di metodo, abbiamo introdotto il concetto di doppia dissociazione. Allora abbiamo sostenuto che non basta osservare pazienti che vanno significativamente peggio in una condizione (ad esempio nel denominare figure di viventi) rispetto a un'altra (ad esempio denominare figure di non-viventi) per asserire che le due condizioni rimandano al funzionamento di moduli differenti; in alternativa, si era detto, le due condizioni potrebbero rappresentare due livelli di difficoltà di un processo servito da un unico modulo. Per poter inferire l'esistenza di due moduli ci sarebbe bisogno, si diceva, di documentare una doppia dissociazione. Il caso dei deficit categoria specifici rappresenta un esempio concreto di questo tipo di problemi metodologici. In effetti l'ipotesi dell'artefatto, nella misura in cui parte dall'assunto che il modulo semantico sia unico, entra in crisi quando si tratta di spiegare la presenza di una doppia dissociazione. Se infatti spieghiamo i casi di dissociazione a carico dei viventi con la relativa maggior difficoltà dei concetti riconducibili a questo dominio, come facciamo a spiegare l'occorrenza del quadro opposto, ovvero quei pazienti che mostrano un deficit relativamente più grave a carico dei non viventi? In un lavoro del 1991 Hillis e Caramazza, usando lo stesso materiale testistico in entrambi i casi, descrissero due pazienti che esibivano un deficit speculare, l'uno a carico dei viventi, l'altro dei non-viventi. Simili esempi di doppia dissociazione non sono facilmente spiegabili nell'ambito dell'ipotesi dell'artefatto; considerando infatti che ai due pazienti era stato somministrato lo stesso materiale, se l'effetto categoriale fosse l'artefatto di un effetto di difficoltà entrambi i pazienti avrebbero dovuto commettere più errori *nella stessa* categoria semantica: quella che conteneva il maggior numero di stimoli "difficili".

Sulla scorta di lavori come quello di Funnell e Sheridan (1992), si cominciò a procedere con molta più cautela, sicché negli studi comparsi da dieci anni a questa parte in genere si è cercato di verificare se un'apparente dissociazione categoriale non poteva essere spiegata col ricorso alla familiarità, alla frequenza d'uso e a tutta una serie di variabili potenzialmente confondenti, come l'età di acquisizione (le parole acquisite più precocemente resistono meglio al danno neurologico), la complessità visiva (le immagini più ricche di dettagli risultano più difficili da denominare) ed altre ancora. Questa maggior cautela ha portato a due risultati in parte contraddittori. Da un lato sembra ormai definitivamente assodato che esistano alcuni casi "genuini" di deficit categoria specifico a carico dei viventi, non riconducibili al ruolo di potenziali variabili confondenti. Dall'altro, a mano a mano che aumentavano in letteratura i casi di deficit categoriale ben documentato a carico dei viventi, appariva sempre più chiaro che la dissociazione opposta è assolutamente eccezionale, tanto che nell'ampia rassegna di Gainotti (2000), discussa nel capitolo precedente, il rapporto tra pazienti con disturbo semantico categoria specifico a carico rispettivamente dei viventi e dei non viventi era di circa 40 a 5.

Prese assieme queste due evidenze sembrano fornire le seguenti indicazioni: primo, probabilmente non esistono due sistemi neurali indipendenti, uno responsabile per un deficit selettivo a carico dei viventi ed uno per il quadro opposto, altrimenti non si vedrebbe perché il deficit ai due domini dovrebbe essere così iniquamente distribuito; secondo, se i viventi sono più difficili dei non viventi ciò probabilmente non è *solo* per via delle variabili confondenti proposte dai sostenitori della teoria dell'artefatto.

Effetti categoriali nei pazienti con Alzheimer

Fino a pochi anni fa i casi descritti in letteratura di deficit categoria specifico erano rappresentati da pazienti portatori di un danno cerebrale *focale*; l'eziologia era variabile (cerebrovascolare, traumatica, riconducibile al virus dell'herpes simplex, ecc.) ma il danno era comunque limitato ad una porzione ben circoscritta del sistema nervoso centrale. Anche se, come abbiamo visto, gli studi sulla sede lesionale non hanno dato risultati di facile interpretazione, fino a che il deficit categoria specifico è stato trovato in associazione con una lesione focale si è potuto sostenere che esso fosse il risultato di un danno a un sistema neurale specializzato. L'osservazione, a partire dagli ultimi anni, di un deficit categoria specifico in pazienti affetti da malattia di Alzheimer ha dato nuovo impulso alle critiche contro l'assunto dei sistemi neurali specializzati. In effetti l'Alzheimer è una patologia degenerativa del sistema nervoso centrale che provoca un danno diffuso all'intero manto corticale il quale, nelle fasi più avanzate della malattia, appare atrofico, ovvero ridotto di volume in seguito alla perdita di un gran numero di cellule nervose. Per gli avversari dell'assunto dei sistemi specializzati, l'osservazione di pazienti Alzheimer con deficit categoria specifico ha costituito la riprova che una dissociazione categoriale si deve spiegare a partire da una memoria semantica implementata da un circuito neurale unico, visto che sarebbe implausibile ammettere che un danno diffuso come quello procurato dall'Alzheimer possa compromettere selettivamente un sottosistema, lasciando l'altro indenne. Anche questo argomento tuttavia, non è al sicuro da possibili critiche, tanto che Silveri e coll. (1991), in uno dei primi studi di gruppo che documentavano un deficit a carico dei viventi in una popolazione di soggetti Alzheimer, giungevano esattamente alle conclusioni opposte. Secondo gli autori infatti, sebbene sia vero che prima o poi durante il decorso della malattia la degenerazione neurale finisce per assumere le caratteristiche di un danno diffuso, tuttavia negli stadi iniziali essa si limita alle regioni emisferiche temporali mesiali, le stesse selettivamente compromesse dal virus dell'encefalite erpetica, responsabile della maggior parte dei casi di deficit a carico dei viventi osservati fino ad ora. Partendo da questo assunto, non universalmente condiviso, circa l'anatomia patologica dell'Alzheimer, gli autori concludevano che il deficit a carico dei viventi, in accordo con la teoria del percettivo vs. funzionale, fosse da ascrivere anche in questo caso a una perdita selettiva dell'informazione di tipo percettivo.

I modelli distribuiti

La proposta di ricondurre la dissociazione categoriale nell'Alzheimer alle teorie nate dall'osservazione di pazienti con danno focale, non fu unanimemente accettata. In alternativa vennero proposti nuovi modelli di memoria semantica, cosiddetti "distribuiti", capaci di spiegare, nell'ambito di un sistema semantico servito da un circuito neurale unitario, i casi di deficit categoriale non riconducibili all'azione delle variabili confondenti (vedi la teoria dell'artefatto).

L'idea che le competenze semantico-concettuali siano di natura componenziale è una delle eredità più cospicue del pensiero associazionistico, un'altra è che tali componenti siano modalità specifiche cioè organizzate in accordo con i canali sensorimotori che mettono in comunicazione il sistema nervoso centrale con l'ambiente esterno. Pur mantenendo l'assunto della componenzialità, i modelli distribuiti rifiutano l'assunto dell'organizzazione sensorimotoria, così come quello alternativo dell'organizzazione categoriale primaria. In questo contesto, "distribuito" va inteso dunque come "non topograficamente organizzato" e l'aggettivo va riferito ai tratti di cui si compongono le rappresentazione semantiche, i quali non occupano porzioni specializzate del sistema nervoso né in accordo al tipo di informazione sensorimotoria che implementano (come è nella teoria del percettivo vs. funzionale) né in accordo al dominio di appartenenza dei concetti di cui entrano a far parte (come è nella teoria dell'organizzazione categoriale primaria).

In quanto uni-modulari, i modelli distribuiti sono invece compatibili con le argomentazioni della teoria dell'artefatto, che da questo punto di vista vengono considerate valide ma non sufficienti per spiegare il deficit categoriale. La differenza principale tra le variabili chiamate in causa rispettivamente dalla teoria dell'artefatto e dai modelli distribuiti è che le prime si riferiscono alle parole, ai concetti o alle figure usate nei test come a unità inanalizzabili, mentre le seconde si riferiscono ai singoli tratti di cui si compongono le rappresentazioni semantiche. Entrambi i punti di vista hanno in comune il fatto che le maggiori difficoltà incontrate dai pazienti, in virtù dei valori assunti da alcune variabili critiche, sono potenzialmente in grado di influenzare anche le prestazioni dei soggetti neurologicamente sani; magari senza indurli a commettere errori, ma allungandone i tempi di latenza delle risposte.

Nei modelli distribuiti lo status dei tratti che costituiscono le rappresentazioni semantiche dei singoli concetti varia lungo due dimensioni fondamentali. La prima (legata al concetto di "distintività") riguarda il maggiore o minore contributo che ciascun tratto fornisce al fine di discriminare tra concetti affini. La seconda (legata al concetto di "frequenza di produzione" e livello di "correlazione") riguarda il livello di resistenza che ciascun tratto può opporre al danno neurologico. Le rappresentazioni semantiche dei viventi e dei non-viventi hanno degli aspetti tipici e contrastanti, se descritte rispetto a queste due dimensioni e in virtù di queste differenze reagirebbero diversamente al calo di risorse determinato dal danno neurale, producendo l'effetto di un deficit categoria specifico.

Il resto di questo capitolo sarà in gran parte dedicato all'illustrazione delle caratteristiche generali di questa classe di modelli su cui attualmente convergono gli sforzi maggiori della ricerca neuropsicologica nel campo della memoria semantica.

La distintività

Se intendiamo la memoria semantica come un insieme finito, anche se molto esteso, di tratti semantici, allora interpretare una particolare parola significa richiamare simultaneamente alla coscienza il sottoinsieme di tratti semantici che ne rappresentano il significato. Di questi tratti molti, o forse tutti, entreranno a far parte anche della rappresentazione semantica di altri concetti. Il numero di concetti di cui un tratto entra a far parte è molto variabile. Il tratto <dotato di zampe> ad esempio figura nella rappresentazione semantica di moltissimi animali, mentre il tratto <dotato di corna> è condiviso da un numero minore di membri di questa categoria e il tratto <dotato di proboscide> forse è addirittura vero soltanto per l'elefante. Se devo decidere di quale concetto è un esemplare l'animale che incontro, mi sarà ovviamente più utile essere competente sui tratti poco condivisi nel regno animale, di modo che verificarne la presenza o assenza potrà orientare il mio giudizio verso un concetto piuttosto che un altro. Immaginiamo che la vista di un leone attivi (cioè richiami alla consapevolezza) nella memoria semantica di un paziente cerebroleso soltanto i tratti <ha le zampe> e <mangia>. Sulla base di queste informazioni egli potrebbe classificarlo erroneamente; magari direbbe che è un "gatto" o semplicemente un "animale". Immaginiamo invece che dalla sua memoria semantica egli riesca a richiamare l'informazione <dotato di criniera> oppure <ruggisce>: questi tratti gli sarebbero sicuramente molto più utili per procedere a una corretta classificazione. Per "distintività" (o "condivisione") di un tratto si intende appunto la sua collocazione lungo un continuum che va dall'essere condiviso da tutti i membri di una data categoria (come il tratto <respira> nella categoria degli animali) all'essere esclusivo di un solo membro di essa (come <miagola> che tra tutti gli animali è vero solo del gatto) (Tabella 7.1). La quantificazione della variabile distintività è possibile, con una certa approssimazione, sulla scorta di uno studio normativo[1], ma ciò che

---

[1] Simili studi (vedi Garrard e coll. 2001, per un esempio) si basano sulla somministrazione di un certo numero di parole a un gruppo di soggetti neurologicamente sani. Compito dei soggetti è quello di enumerare quante più caratteristiche conoscono relativamente all'entità denominata. Se la parola è "acqua" i soggetti enumereranno <si beve> ,<è trasparente>, ecc. L'inventario delle caratteristiche così ottenuto viene considerato indicativo delle rappresentazioni semantiche dei concetti corrispondenti, mentre il numero di concetti per cui ciascun tratto è stato menzionato viene messo in relazione con il suo grado di distintività.

più conta sottolineare è che una differenza tra rappresentazioni di concetti viventi e non-viventi rispetto alla variabile "distintività" potrebbe dar conto della caduta apparentemente categoria specifica dei pazienti in un determinato dominio: quello in cui i tratti distintivi sono più scarsi o più "fragili" (vedi oltre). Buona parte dei test usati per valutare la memoria semantica infatti, richiedono proprio la disponibilità dei tratti distintivi. Ciò avviene per esempio quando si tratti di indicare la figura di un cane tra alternative appartenenti alla stessa categoria[2].

Il livello di distintività di un tratto per definizione non può variare da un concetto all'altro nell'ambito della stessa categoria, mentre è facile che vari da categoria a categoria. Prendiamo il tratto <vive in acqua> nella categoria dei mammiferi e in quella dei pesci: è evidente che nella prima il suo livello di distintività sarà assai più alto. Questa affermazione, apparentemente dettata dal buon senso, solleva in realtà un'importante questione e cioè se i confini stessi delle categorie semantiche possano essere definiti a partire dalla rappresentazione semantica dei singoli concetti o debbano essere individuati con criteri estrinseci. Da un punto di vista teorico, semplificando un poco i termini della questione, è lecito affermare che è possibile stabilire in maniera intrinseca i confini delle categorie in quanto il significato della parola che individua la categoria dovrebbe coincidere con l'insieme dei tratti condivisi dai suoi membri; da un punto di vista pratico, questo criterio risulta di assai difficile applicazione per via del fatto che i dati di cui disponiamo provengono fatalmente da limitatissime porzioni di lessico.

La frequenza di produzione

Barsalou (1993) osserva che i tratti che richiamiamo alla mente quando elaboriamo un concetto variano a seconda del contesto in cui ciò avviene (p. 31): "Considerate la parola "giornale" e fate caso a quali tratti vi vengono in mente. Adesso considerate la parola "giornale" nel contesto dell'accensione di un fuoco. Sebbene il tratto <infiammabile> probabilmente non vi era venuto in mente quando avete considerato "giornale" in isolamento, ciò verosimilmente si è verificato quando lo avete pensato nel contesto dell'accensione di un fuoco." È facile immaginare che i tratti che ci sono venuti in mente quando abbiamo considerato la parola fuori contesto coincidano con quelli che durante l'elaborazione contestuale del concetto (e in condizioni ecologiche l'elaborazione è sempre contestuale) più spesso richiamiamo alla mente.

Coerentemente con questa intuizione, già Lissauer (1890), osservava che quando riconosciamo un oggetto non richiamiamo sempre tutte le associazioni (oggi diremmo i tratti semantici) che lo riguardano (p. 182): "tuttavia ci sono certe idee fondamentali che immancabilmente vengono alla mente allorquando percepiamo un oggetto.

---

[2] Anche per i compiti di denominazione di figure sono critici i tratti distintivi; indicativo di questo, come vedremo meglio nella seconda parte del volume, è che gli errori dei pazienti spesso coincidono con la produzione di un termine coiponimo (es. "cane" invece di "gatto") o sovraordinato (es. "animale" invece di "gatto").

Esse in genere riguardano [...] quegli eventi che sono stati esperiti più frequentemente e più vividamente in relazione con esso".

Alcuni modelli distribuiti di memoria semantica assumono che i tratti che i soggetti menzionano più spesso, se richiesti di enumerare le caratteristiche di un'entità denominata da una data parola, siano quelli più resistenti al danno neurologico, perché coincidono con quelli che vengono attivati più spesso durante il processamento di quel concetto. Questa variabile, detta "frequenza di produzione", che può essere quantificata sulla scorta di uno studio normativo (vedi nota 1), non riguarda il tratto in quanto presente nella memoria semantica ma in quanto facente parte di un determinato concetto. In considerazione di questo, uno stesso tratto potrebbe essere molto frequente (dunque resistente) in un concetto e poco frequente (dunque vulnerabile) in un altro. Si pensi al tratto <è tondo> rispettivamente in *palla* e *mela*, nel secondo concetto lo stesso tratto è verosimilmente assai meno frequente. La presenza di differenze "sistematiche" nella frequenza di menzione dei tratti tra il dominio dei viventi e quello dei non-viventi potrebbe produrre un deficit categoria specifico in un paziente con danno neurologico, specialmente se in un dato dominio semantico i tratti più vulnerabili (perché meno frequenti) coincidessero con quelli più utili (perché più distintivi) (Tabella 7.1).

Tabella 7.1. Distintività e frequenza. I dati riportati nella tabella, a proposito della parola *albicocca*, provengono da uno studio normativo sull'italiano (Zannino e coll., in preparazione); nella colonna *distintività* è indicato per quanti, dei 16 frutti di cui si componeva il *corpus*, è stato menzionato il relativo tratto semantico. Nella colonna *frequenza di produzione* è riportato quanti, dei 30 soggetti che partecipavano allo studio, hanno menzionato quel tratto per quel concetto. Per esempio, il tratto è *vellutato* è stato menzionato per due frutti (albicocca e pesca), mentre 12 su trenta soggetti hanno menzionato il tratto è *vellutato* per albicocca

Tratto semantico	Distintività	Frequenza di produzione
è vellutata	2	12
ci si fa la macedonia	3	5
è di colore arancione	3	21
è saporita	3	6
ha un solo seme	3	19
ci si fa il succo	4	7
è estiva	5	15
è piccola	6	7
ci si fa il gelato	7	5
è profumata	7	6
ci si fa la marmellata	8	12
è di forma tonda	8	6
ha la buccia	11	7
si trova sugli alberi	11	10
cresce	13	6
è dolce	13	23
si mangia	14	14
è un frutto	16	26

La correlazione

Gli insiemi di tratti che formano le diverse rappresentazioni semantiche non sono combinazioni completamente casuali di elementi. Se conosciamo alcuni tratti presenti nella rappresentazione semantica di un dato concetto, possiamo prevedere con una certa probabilità di successo la presenza di determinati altri tratti in quella stessa rappresentazione. Il motivo di questo è che alcune coppie di tratti tendono a occorrere in associazione, ovvero ad essere o entrambi presenti o entrambi assenti nei diversi concetti. Prendiamo la coppia, <dotato di ali> e <vola>; in moltissimi concetti in cui compare il tratto <dotato di ali> compare anche il tratto <vola> e ciò è vero per esempio per *piccione*, per *falco*, per *aereo* e per moltissimi altri concetti, ma non per *gallina* ad esempio, in cui c'è il tratto <dotato di ali> ma non il tratto <vola>, né per *elicottero* che mostra una distribuzione speculare. La distribuzione dei tratti facenti parte di una di queste coppie non è identica, e tuttavia è simile. Di conseguenza la presenza di uno dei due tratti in un dato concetto pur non implicando la presenza dell'altro, aumenta però la possibilità che ciò accada; in altre parole, la probabilità che una cosa X voli è più alta se sappiamo che questa ha le ali. Disponendo di uno studio normativo che ci informi sulla composizione della rappresentazione semantica di un sufficiente numero di concetti, l'innalzamento della probabilità di occorrenza di un tratto a partire dalla presenza di un altro può essere espressa con una misura statistica detta correlazione. Per questo motivo si dice che due tratti che si comportano come <ha le ali> e <vola> sono "tratti correlati". Nei modelli distribuiti si assume che la presenza di una correlazione aumenti la resistenza di un tratto. Questa affermazione è volutamente molto generale e per renderla più precisa dovremmo affrontare i dettagli dei singoli modelli distribuiti, il che esula dagli scopi di questo lavoro. Ciò che ci interessa di più ai fini del nostro discorso è che, ancora una volta, la presenza di differenze sistematiche in termini di correlazione e quindi di resistenza dei tratti nelle rappresentazioni dei viventi e dei non viventi potrebbe tradursi in un deficit semantico con le caratteristiche della specificità categoriale.

Viventi e non viventi: differenze strutturali

Un aspetto comune a tutti i modelli cosiddetti distribuiti di memoria semantica è quello di ricondurre i deficit categoria specifici a differenze nella struttura dei concetti appartenenti ai diversi domini o addirittura alle diverse categorie semantiche. Queste differenze strutturali, vengono descritte col ricorso alle variabili di condivisione, frequenza di produzione e correlazione. I diversi ambiti semantici avrebbero strutture concettuali tipiche, capaci di determinare un comportamento omogeneo dei concetti, riconducibili a ciascuno di essi, nei confronti di un danno neurologico. Quando si afferma che i viventi hanno una struttura concettuale tipica, diversa da quella dei non-viventi, non si intende ovviamente affermare che in questo dominio tutti i concetti sono esattamente uguali dal punto di vista delle variabili in questione, ma semplicemente che essi tendono ad avere certe caratteristiche comuni. Questo aspetto, proprio di ciascun modello distribuito, sembra particolarmente adatto a spiegare il fatto che i deficit categoria specifici non hanno le caratteristiche del "tutto o nulla", ovvero non coinvolgono mai *esclusivamente* ma sempre *prevalentemente* un particolare dominio o una particolare categoria.

In questo paragrafo descriveremo più in dettaglio la struttura concettuale tipica dei concetti viventi e non viventi in accordo con il modello di Moss e Tyler (vedi soprattutto Moss e coll. 1998 e Tyler e coll. 2000). Mentre ciò che abbiamo detto fino ad ora valeva per i modelli distribuiti in generale, quanto segue è vero solo per questo modello in particolare.

Secondo Moss e Tyler la struttura concettuale tipica dei viventi consisterebbe in rappresentazioni semantiche provviste di pochi tratti distintivi e di molti tratti condivisi; inoltre, mentre i primi sarebbero molto vulnerabili i secondi sarebbero dotati di maggior resistenza. La vulnerabilità dei primi sarebbe dovuta al loro basso livello di correlazione, mentre una caratteristica opposta riguarderebbe i tratti più condivisi, conferendogli una maggior resistenza. Immaginiamo il concetto di *pera*, (nella categoria dei frutti, nel dominio dei viventi): è verosimile in effetti che *pera* condivida molti tratti semantici con numerosi altri membri della sua categoria; per esempio il tratto <si sbuccia> o <ha i semi> è vero della maggior parte dei frutti; i tratti relativamente distintivi, cioè propri di pochi altri frutti (o di nessuno) oltre che di *pera* saranno invece relativamente scarsi. Rientreranno probabilmente in questo insieme tratti come <si mangia cotta> o <è di colore marrone >[3]. È anche abbastanza verosimile che i tratti condivisi da pera e da molti altri frutti tendano ad essere *correlati* tra di loro. Infatti tratti formanti coppie come <si sbuccia> o <ha i semi> non solo co-occorrono in quasi tutti i frutti ma di solito sono anche *entrambi* assenti nei non frutti, di modo che la presenza /assenza di un elemento della coppia ci consente effettivamente di trarre inferenze circa la presenza / assenza dell'altro. Veniamo ora ai tratti che abbiamo proposto come possibili tratti distintivi di *pera* (<si mangia cotta> o <è di colore marrone >) e ai motivi per cui potrebbero non essere strettamente correlati. In primo luogo, in quanto tratti distintivi, sono propri di pochi frutti, pertanto la loro occorrenza non è strettamente associata a quella dei tratti condivisi di questa categoria; in secondo luogo hanno la caratteristica di occorrere anche singolarmente nelle rappresentazioni semantiche di alcuni concetti appartenenti ad altre categorie, così ad esempio anche gli "asparagi" si <mangiano cotti> ma non sono <di colore marrone>, mentre i mobili sono spesso <di colore marrone> ma non <si mangiano cotti> e ciò ovviamente limita la loro associazione statistica.

---

[3] Come è già stato osservato (vedi Cap. 3), i tratti di un concetto non devono essere necessariamente veri per tutti i suoi esemplari: l'esistenza di pere verdi o rosse non è dunque in contraddizione col fatto che nella rappresentazione di pera ci sia il tratto <è di colore marrone>.

Nel modello di Moss e Tyler la struttura concettuale dei non viventi avrebbe caratteristiche per certi versi opposte: pochi tratti condivisi, meno correlati rispetto a quelli dei viventi e molti tratti distintivi più correlati rispetto a quelli dei viventi. Prendiamo come esempio il concetto di "armadio" (nella categoria dei mobili, nel dominio dei non viventi): un tratto condiviso da molti mobili è senz'altro rappresentato dal fatto che <sta in appartamento>, tuttavia questo tratto essendo proprio di tante altre cose che, pur stando in appartamento, mobili non sono, non sarà strettamente correlato con altri tratti condivisi dai mobili. Ad esempio se una cosa X <sta in appartamento> non è particolarmente probabile che sia <fatta di legno> (un altro tratto verosimilmente molto condiviso nella categoria mobili); i *libri* e i *piatti* per esempio pur stando in appartamento non sono fatti di legno. Veniamo ora ai tratti distintivi. Perché dovrebbero essere più correlati di quel che non accade nei viventi? Secondo Moss e Tyler un motivo potrebbe risiedere nel fatto che molti non-viventi hanno una funzione specifica (dunque coincidente con un tratto distintivo) abbinata ad una forma altrettanto specifica[4]. Nella categoria degli utensili ad esempio nei concetti di *sega, trapano* e *martello* i tre tratti funzionali distintivi di <serve per tagliare>, <serve per forare> e <serve per battere> sono correlati ad altrettanti tratti distintivi relativi all'aspetto: <dotato di lama>, <dotato di punta>, <dotato di testa piatta>.

Prima di verificare come questo modello possa essere sfruttato per spiegare i deficit categoria specifici bisogna soffermarsi su un'altra caratteristica circa il livello di resistenza dei tratti. Secondo Moss e Tyler, a parità di correlazione, i tratti condivisi sono più resistenti di quelli distintivi. Ciò accadrebbe come corollario del fatto che l'alta frequenza di produzione di un tratto incrementa la sua resistenza. Se un tratto compare in più concetti la sua frequenza di produzione globale corrisponderà alla somma delle frequenze relative a ciascuno dei concetti in cui occorre, di conseguenza è verosimile immaginare che la resistenza conferita a un tratto in virtù della frequenza sia maggiore quanti più sono i concetti in cui il tratto occorre, cioè quanto più il tratto è condiviso. L'introduzione di questo assunto nel modello di Moss e Tyler consente di graduare su tre livelli il grado di resistenza dei tratti nei diversi domini. I tratti più resistenti in assoluto sarebbero i tratti condivisi dei concetti animati, perché "tutelati" contemporaneamente dalla correlazione e dalla condivisione-frequenza; a un livello intermedio si situerebbero i tratti individuanti dei non-viventi, forti solo in virtù della loro correlazione; i più vulnerabili di tutti infine sarebbero i tratti distintivi dei viventi, deboli da entrambi i punti di vista.

Gli esempi che abbiamo proposto per illustrare il modello di Moss e Tyler sono ovviamente fittizi, in quanto non si basano su dati sperimentali circa la struttura concettuale tipica delle rappresentazioni semantiche nei due domini; tuttavia, se diamo provvisoriamente per buone le assunzioni circa la resistenza relativa dei di-

---

[4] Una correlazione funzione-forma per molti non viventi era già stata proposta da de Renzi e Lucchelli 1994.

versi tipi di tratto nei due domini, possiamo notare come questo modello sia effettivamente in grado di spiegare molti aspetti dei deficit categoria specifici. Un deficit a carico dei viventi si potrebbe spiegare, infatti, ipotizzando che il danno cerebrale abbia reso indisponibile l'informazione semantica necessaria a distinguere tra concetti appartenenti al dominio dei viventi, mentre quella necessaria a distinguere tra non-viventi, in virtù della sua maggior resistenza, sarebbe rimasta indenne. Il quadro opposto di deficit categoriale potrebbe invece verificarsi se un danno cerebrale più grave avesse compromesso i tratti distintivi di entrambi i domini, risparmiando solo i tratti più resistenti in assoluto, ovvero quelli condivisi dei viventi. In queste condizioni il soggetto cerebroleso potrebbe conoscere qualcosa dei viventi e nulla dei non viventi; questo qualcosa ovviamente sarebbe relativo a quanto accomuna (non a quanto distingue) i concetti di una stessa categoria, ad esempio un paziente potrebbe sapere che una pera <ha i semi> e <si sbuccia> ma non ricordare che, a differenza dei fichi, si può mangiare cotta.

Per concludere, è interessante notare che la maggior resistenza conferita a un tratto in virtù della sua condivisione-frequenza può essere messa in relazione non solo con il deficit categoria specifico ma anche con un altro reperto neuropsicologico circa la compromissione parziale della memoria semantica: il risparmio dell'informazione sovraordinata (Cap. 5). L'informazione sovraordinata in effetti, da un punto di vista "distribuito" non gerarchico, altro non è che l'informazione condivisa dai membri di una stessa categoria.

Parte II

Valutazione e trattamento del disturbo della memoria semantica

Capitolo 8
Disturbo semantico e disturbo lessicale

Una diagnosi differenziale

Le perdita delle competenze semantiche comporta per il soggetto cerebroleso l'insorgere di difficoltà in un ampia gamma di situazioni in cui è richiesta un'attività mentale. Pur potendosi considerare un sottosistema isolabile, infatti, la memoria semantica occupa una posizione assolutamente centrale all'interno dell'architettura funzionale della mente e di conseguenza poche sono le attività mentali che possono essere svolte normalmente in presenza di una sua compromissione.

Dal punto di vista clinico, la centralità del modulo semantico si traduce nella difficoltà di isolare le responsabilità di un deficit semantico da quelle eventualmente a carico di altri sistemi cognitivi nella genesi delle difficoltà dimostrate dal paziente. Tale corretta attribuzione di responsabilità, d'altro canto, è un obiettivo di fondamentale importanza in quanto costituisce il prerequisito per una riabilitazione neuropsicologica più mirata ed efficace (Cap. 11). In questo capitolo, ad uso principalmente dei logopedisti, affronteremo il problema di una "diagnosi differenziale" tra deficit della memoria semantica e deficit a carico di altri moduli linguistici nel paziente afasico.

Per afasia si intende un disturbo del linguaggio *acquisito*, cioè insorto in un soggetto che, in precedenza, aveva sviluppato una competenza linguistica normale. In quanto disturbo acquisito l'afasia si distingue dai disordini del linguaggio tipici dell'età evolutiva; questi ultimi infatti determinano un'incompetenza linguistica che è il risultato di un acquisizione deficitaria e non di una perdita di facoltà linguistiche prima possedute. Questa differenza ha importanti implicazioni sul piano teorico e diagnostico-riabilitativo; mentre infatti è lecito assumere che il paziente afasico dimostri un'abilità linguistica residua riconducibile al funzionamento parziale di un sistema dotato di un architettura funzionale normale, non è altrettanto lecito assumere che l'architettura funzionale della facoltà linguaggio in un paziente con danno evolutivo sia la stessa che nel soggetto sano. In effetti l'indisponibilità su base patologica, fin dal periodo prelinguistico, di un sostrato neurale integro potrebbe aver determinato la genesi di un sistema non solo meno efficace, ma anche diversamente organizzato. Di fronte a un disturbo del linguaggio acquisito il primo compito del riabilitatore è quello di tentare di stabilire quale configurazione di danni e risparmi selettivi a carico dei moduli di un sistema linguaggio normalmente organizzato sia all'origine del quadro esibito dal paziente.

Nel Capitolo 2 abbiamo descritto uno dei modelli neurolinguistici più diffusamente accettati; questo modello, composto da quattro lessici indipendenti e da un modulo semantico, non è stato concepito per dar conto del processamento della componente sintattico-grammaticale del linguaggio, bensì della sua componente semantico-lessicale. In conseguenza di ciò esso è in grado di fare previsioni circa le caratteristiche esibite da un soggetto cerebroleso solo in compiti che richiedono il processamento di singole parole. Tali caratteristiche, secondo un assunto già proprio della neuropsicologia classica (Cap. 2), saranno da mettere in relazione con la localizzazione del danno rispetto all'architettura funzionale del modello: il cosiddetto *locus funzionale* della lesione. Scopo dei prossimi paragrafi è quello di proporre una sorta di iter diagnostico che serva al logopedista per discriminare tra deficit a carico del modulo semantico e deficit a carico delle componenti lessicali del linguaggio. Il problema principale con cui ci si deve confrontare è rappresentato dal fatto che tutti i compiti verbali, che implicano il ricorso alle competenze semantiche del soggetto, richiedono contemporaneamente il corretto funzionamento di altri moduli mentali per essere svolti correttamente. Di conseguenza una prestazione deficitaria in tali compiti può essere determinata oltre che da un disturbo semantico anche da un danno diversamente localizzato. Per comodità espositiva proporremo un iter che rispetti la distinzione tra problemi che l'afasico incontra nella comprensione delle parole e problemi che egli incontra nella produzione delle parole. Tale distinzione è motivata anche dal fatto che, come vedremo, nella prima condizione la diagnosi differenziale va posta tra deficit dei lessici di input e deficit semantico, mentre nel secondo caso il dubbio verte tra responsabilità del sistema semantico e responsabilità dei lessici di output nella genesi degli errori. Prima di procedere oltre può essere utile ricordare che nella maggioranza dei casi, tuttavia, il deficit riscontrato nel paziente afasico non è "puro", ovvero a carico di un solo modulo, ma risulta dalla simultanea compromissione di più sottosistemi. In queste condizioni compito del logopedista sarà quello d'individuare non *il* ma *i* moduli compromessi e, se possibile, la gravità relativa di tali compromissioni.

Comprensione di parole

Il modo più semplice e comune per verificare la comprensione di parole in un paziente cerebroleso è quello di procedere a una prova di abbinamento parola-figura (al posto delle figure si possono usare ovviamente anche oggetti reali). Per fare ciò si dispone davanti al soggetto un certo numero di figure e gli si chiede di indicare quella di cui l'esaminatore pronuncia ad alta voce il nome. Se il soggetto risponde speditamente e senza errori, se ne potrà concludere che egli è in grado di elaborare semanticamente le parole oggetto del test; in caso di fallimento, tuttavia, le inferenze che potremmo trarne non sono altrettanto univoche. Anche un compito apparentemente così semplice infatti richiede, per essere svolto correttamente, il concorso di più moduli; di conseguenza il *locus* funzionale della lesione potrebbe situarsi a diversi livelli. Nel caso particolare, per superare senza difficoltà la prova di abbinamento, oltre al sistema semantico sarà necessario il corretto funzionamento di altri due moduli: un sistema preposto al processamento di stimoli visivi non verbali, che in questo capitolo assumeremo funzionante, ma che se danneggiato darebbe luogo a un deficit agnosico (vedi i Capitoli 5 e 9), e il lessico fonologico di input preposto al riconoscimento degli stimoli verbali uditivi. Non essendo richiesta al paziente una produzione verbale (egli risponde con la sola indicazione), questa prova non coinvolge invece i lessici di output. Poniamo che il nostro paziente abbia commesso alcuni errori nella prova di abbinamento: come facciamo a sapere se essi abbiano origine al livello lessicale o al livello semantico (o a entrambi i livelli)? Innanzi tutto dovremmo somministrargli una prova di produzione di parole come quella descritta nel paragrafo seguente. Visto che entrambe le abilità *comprensione* e *produzione* del linguaggio implicano il ricorso alle stesse competenze semantiche, è ovvio che l'assenza di problemi in produzione deve indurci ad ascrivere a deficit lessicali l'occorrenza di eventuali problemi in comprensione. Poniamo invece che il nostro paziente presenti dei problemi su entrambi i versanti, ricettivo ed espressivo. Per discriminare allora tra deficit semantico e deficit ai lessici di input potremmo procedere come segue. Un primo tentativo potrebbe consistere nel ripetere la stessa prova di abbinamento parola-figura, fornendo al paziente il nome della cosa da indicare per scritto invece che oralmente. Partendo infatti dall'assunto che i lessici ortografico e fonologico di input sono indipendenti (Cap. 2), se gli errori osservati nella modalità orale sono imputabili al lessico fonologico di input (e non al modulo semantico), nella versione scritta della prova il paziente non dovrebbe incontrare difficoltà; se tuttavia il paziente fallisce anche nella modalità scritta l'interpretazione di questo doppio insuccesso si fa nuovamente problematica. Da un lato infatti il paziente potrebbe avere entrambi i lessici di input danneggiati (una condizione per nulla infrequente), dall'altro il *locus* del danno potrebbe essere ancora una volta al livello del modulo semantico, essendo questo ovviamente necessario in entrambe le modalità di somministrazione della prova (scritta e orale). Ovviamente nulla impedisce che il quadro risulti da un danno congiunto al modulo semantico e a uno o entrambi i lessici. A questo punto potrebbe essere utile ricorrere a una prova che non necessita per essere superata del ricorso alle competenze semantiche ma si basa sui soli lessici di input, alternativamente fonologico o ortografico. Una prova con simili caratteristiche è la prova detta di *decisione lessicale* (orale o scritta). Nella versione rispettivamente orale e scritta della prova si legge, o si fa leggere, al soggetto una serie di stimoli costituiti in parte da parole realmente esistenti e in parte da parole inventate[1]; dopo

---

[1] Le parole inventate non devono violare le regole fonotattiche della lingua, quelle che regolano cioè quali sequenze di suoni siano accettabili in una data lingua. Per fare un esempio una non-parola "legale" per l'italiano sarebbe *sparlìgo, mentre *drsotto non lo sarebbe in quanto la sequenza /d-r-s/ in italiano non è ammessa. La presenza di violazioni fonotattiche fornirebbe al paziente degli indizi sublessicali che renderebbero la prova difficilmente interpretabile.

ogni stimolo si richiede al soggetto di giudicare se quanto ha udito/letto[2] consiste in una parola esistente o in una parola inventata. Per rispondere correttamente a questa prova non è necessario processare semanticamente l'informazione, prova ne è il fatto che alcuni pazienti sono in grado di affermare che una stringa di fonemi corrisponde a una parola, pur non sapendo dire quale ne sia il significato. Ancora una volta la somministrazione della prova può fornire risultati univoci o equivoci a seconda del suo esito. Se infatti il nostro ipotetico paziente supera brillantemente la prova di decisione lessicale in entrambe le modalità, allora le difficoltà dimostrate nella prova di comprensione di parole devono essere imputate a un deficit semantico, se viceversa egli fallisce in entrambe le modalità, due sono le possibilità che restano aperte: o il paziente ha un danno limitato ai soli lessici di input oppure il danno coinvolge sia i lessici che il sistema semantico. Nel caso invece che il fallimento nella prova di decisione lessicale si limiti a una sola modalità, allora il deficit esibito dal paziente deve avere origine sia al livello semantico (Fig. 8.1, passo II) sia al livello del lessico di input relativo alla modalità in cui fallisce la prova di decisione lessicale.

Nel caso l'iter descritto fino ad ora non avesse fornito risposte univoche è utile procedere a un'analisi qualitativa degli errori per tentare di dirimere la questione. In genere le batterie di test per la valutazione dei disturbi afasici[3] nella prova di abbinamento parola-figura propongono, oltre ovviamente alla figura corrispondente al nome letto dall'esaminatore (il *target*), la figura di un'entità simile dal punto di vista del significato (il *distrattore semantico*) e quella di un entità semanticamente lontana il cui nome però somiglia a quello del target (il *distrattore fonologico*). Se ad esempio la parola pronunciata dall'esaminatore è "pane", assieme alla figura target potrebbero essere messe di fronte al paziente la figura di una torta (*distrattore semantico*) e quella di un cane (distrattore fonologico) (Fig. 8.2). Una netta tendenza da parte del paziente a commettere errori consistenti nella scelta del distrattore semantico o di quello fonologico può orientare la diagnosi rispettivamente verso un deficit al livello semantico o lessicale. È facile immaginare infatti come una rappresentazione semantica degradata in cui mancano alcuni tratti possa far sfumare i confini tra i diversi concetti, inducendo l'errore semantico. Diversamente, essendo il contenuto dei lessici costituito di stringhe di fonemi/grafemi, la perdita di informazione può portare in questo caso alla confusione tra parole con pronunce/ortografie affini.

A motivo della centralità del modulo semantico nell'architettura funzionale del linguaggio, un deficit che avesse il suo *locus* a questo livello non potrebbe mancare di manifestarsi oltre che nella comprensione di materiale verbale anche nella sua produzione. Nel prossimo paragrafo ci occuperemo appunto della discriminazione tra *locus* lessicale e *locus* semantico nei deficit di produzione.

---

[2] La lettura deve essere silente, per evitare che alla risposta concorrano informazioni elaborate dal lessico fonologico di input.

[3] Confronta ad esempio la prova di abbinamento parola figura inclusa nell' ENPA Capasso e Miceli (2002).

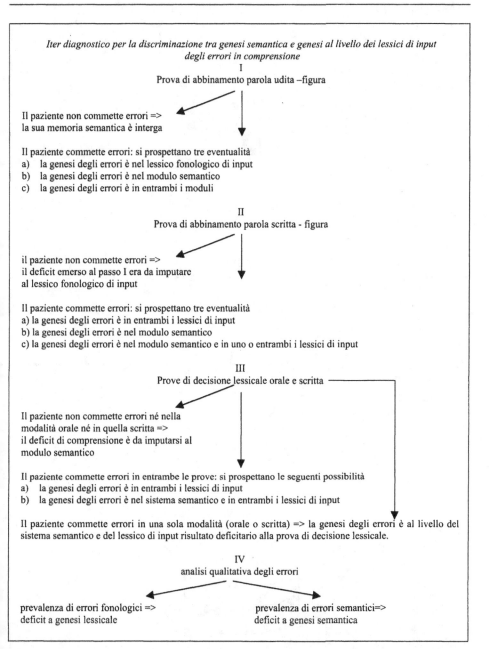

Fig. 8.1. Iter diagnostico per discriminare tra errori semantici ed errori lessicali di input. È utile tenere a mente che questo percorso è indicato per quei pazienti che commettono errori anche in produzione. Un uso corretto del linguaggio espressivo è infatti condizione sufficiente per poter escluder un danno a carico del modulo semantico

La Figura 8.2 ripercorre l'iter che abbiamo proposto in questo paragrafo allo scopo di distinguere tra deficit semantico e deficit lessicale nel quadro di un disturbo di comprensione.

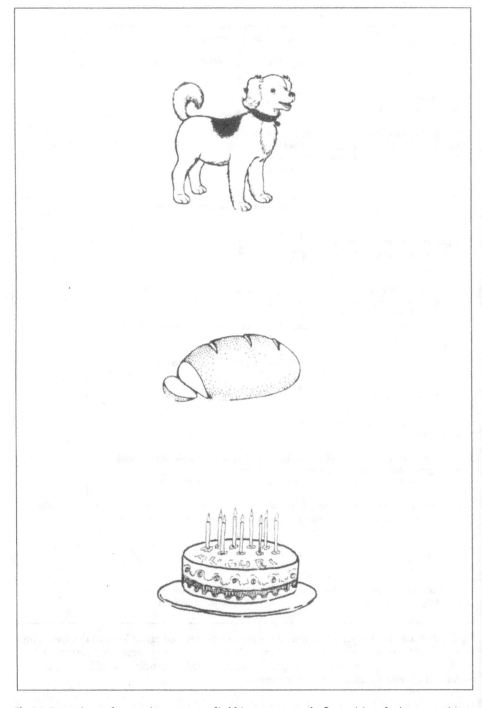

Fig. 8.2. Esempio tavola usata in una prova di abbinamento parola-figura (riproduzione autorizzata da ENPA)

Produzione di parole

Il problema della diagnosi differenziale tra deficit del sistema semantico e deficit a carico dei lessici di output (Fig. 8.4) si pone ogni volta ci si trovi a dover valutare la prestazione deficitaria di un paziente in condizioni che richiedono il simultaneo ricorso a entrambi i sistemi. Ciò si verifica, nell'uso ecologico del linguaggio, ogniqualvolta abbia luogo da parte del soggetto una produzione verbale (orale o scritta). In effetti, tranne alcune condizioni artificiali (come ad esempio nelle prove di ripetizione di parole) è impossibile che un soggetto possa avere una produzione verbale corretta in presenza di un deficit semantico; è tuttavia possibile, e qui sta appunto il problema, che una prestazione deficitaria si verifichi per un danno a carico della componente lessicale di output nel contesto di un risparmio delle competenze semantiche. Sarà questo il caso se il medesimo paziente dimostra di non avere nessuna difficoltà sul versante ricettivo del linguaggio (vedi paragrafo precedente). Se viceversa si associano difficoltà espressive e difficoltà ricettive, discriminare tra *locus* semantico e *locus* al livello dei lessici di output rappresenta un problema più complicato. La prova più correntemente usata per valutare la produzione linguistica di un soggetto è la denominazione orale di figure (o di oggetti reali): al paziente vengono proposte, una alla volta, alcune figure rappresentanti oggetti di cui egli dovrà produrre ad alta voce il nome. Nel caso che la prestazione sia deficitaria, al fine di stabilire il *locus* della lesione, è utile come primo passo ripetere la stessa prova nella modalità scritta, chiedendo cioè al soggetto di produrre le risposte per scritto. Similmente a quanto avveniva per la comprensione, il passaggio dalla modalità orale a quella scritta non sempre ci darà risposte univoche. Si possono verificare infatti due situazioni: a) il paziente denomina perfettamente per scritto e di conseguenza la sua caduta nella prova di produzione orale va ascritta a un deficit del lessico fonologico di output; b) il paziente commette errori anche in questa modalità, il che è compatibile tanto con un danno simultaneo a carico di entrambi i lessici di output, quanto con un danno a carico del sistema semantico, la cui integrità è infatti richiesta quale che sia la modalità espressiva. È sempre possibile, infine, che ci si trovi in presenza di un danno "misto" semantico-lessicale. Sfortunatamente non esiste per i lessici di output un analogo della prova di decisione lessicale ovvero un test in grado di verificare il funzionamento della componente lessicale "al netto" della componente semantica. Per dirimere la questione tra danno lessicale e danno semantico, ove esso si manifesti in entrambe le modalità espressive (scritto e orale) converrà allora procedere a un esame qualitativo degli errori. La casistica degli errori in denominazione è piuttosto vasta e complessa: nei prossimi paragrafi le dedicheremo uno spazio che va al di là del suo interesse ai fini di una diagnosi differenziale tra deficit semantico e deficit lessicali. Ciò si giustifica in considerazione del fatto che essa si ripropone sostanzialmente identica in tutte le condizioni in cui il soggetto è chiamato a verbalizzare (oralmente o per scritto), prima tra tutte, viste le sue ricadute sulle abilità sociali del paziente, l'eloquio spontaneo.

Anomie

Di fronte a una figura che gli è stato richiesto di denominare, il paziente, invece di produrre la parola target, può restare in silenzio: si parlerà in questo caso di *anomia*. L'occorrenza di errori anomici di per sé non aiuta a dirimere la questione tra *locus* lessicale e *locus* semantico, potendo avere la sua genesi a entrambi i livelli. Per capire la genesi delle anomie di origine semantica, bisogna considerare che, in condizioni di normalità, è la rappresentazione semantica corrispondente alla figura da denominare che attiva nel lessico di output l'etichetta verbale del traget (la sequenza di fonemi/grafemi corrispondente alla parola da produrre). Una rappresentazione semantica patologicamente mancante di un certo numero di tratti potrebbe allora non trasmettere all'etichetta lessicale un livello di attivazione sufficiente perché venga prodotta. D'altro canto l'anomia può generarsi anche al livello lessicale se la stringa di fonemi/grafemi correttamente attivata dall'input semantico fosse di per sé lacunosa o inaccessibile in seguito al danno neurologico.

Un sistema in molti casi utile per distinguere tra anomie semantiche e anomie lessicali è l'uso delle facilitazioni. Al paziente, che rimane in silenzio davanti alla figura da denominare, possono essere forniti da parte dell'esaminatore due aiuti: una *facilitazione fonologica*, consistente nel primo fonema della parola che dovrebbe produrre e una *facilitazione semantica*, consistente nella rievocazione di alcune informazioni relative all'oggetto da denominare (per esempio <serve per il tale scopo>, <si trova abitualmente nel tale luogo>, ecc.). Questi due tipi di informazioni coincidono precisamente con quelli che potrebbero essere, per il paziente, gli elementi patologicamente mancanti delle rappresentazioni rispettivamente lessicale e semantica del target. In considerazione di questo un paziente che si giova prevalentemente di una facilitazione fonologica ha verosimilmente un anomia di origine lessicale, mentre la facilitazione semantica riuscirà più d'aiuto al paziente con deficit semantico[4].

Parafasie semantiche

Un altro tipo di errore che può occorrere in denominazione è la parafasia semantica[5]. In questo caso il soggetto, in luogo del target, produrrà una parola semanticamente affine, ad esempio dirà "cane" di fronte alla figura di un gatto. Anche questo errore può essere generato da un danno ad entrambi i livelli, lessicale e semantico. La genesi al livello semantico si spiega in considerazione del fatto che la rappresentazione semantica attivata dalla figure da denominare, trasferisce attivazione, nel lessico di output, non solo al target ma anche ad una serie di etichette relative a concetti che pos-

---

[4] Secondo Caplan (1992, Cap. 4), al di là delle possibili implicazioni teoriche che qui non approfondiremo, va notato che l'osservazione clinica suggerisce che le facilitazioni semantiche possano rivelarsi efficaci anche in pazienti con deficit lessicali.

[5] Sulla genesi delle parafasie semantiche vedi Caramazza e Hillis (1990).

siedono tratti in comune con il target. In condizioni normali il target risulterà massimamente attivato mentre le etichette relative agli altri concetti saranno attive in misura decrescente via via che questi condividono meno tratti con il target. È verosimile che, nel caso di una rappresentazione semantica patologicamente impoverita (dunque mancante di alcuni tratti), lo scarto di attivazione tra target e etichette concorrenti si riduca fino ad indurre errori di selezione. È interessante notare come in questo caso, dal punto di vista del paziente i significati delle etichette concorrenti sono di fatto identici venendo a coincidere con i tratti che i relativi concetti hanno in comune. "Cane", "gatto" e "cavallo" potrebbero essere usati indistintamente in quanto una volta perduti i tratti <abbaia>, <miagola> e <nitrisce> sono tutti <animali>, <dotati di 4 zampe> e <provvisti di coda>. Tuttavia è anche possibile che la parafasia semantica si verifichi nel contesto di un risparmio delle competenze semantiche, in conseguenza di un danno lessicale. In questo caso la selezione dell'etichetta errata avverrebbe in quanto, essendo il target patologicamente indisponibile, essa è quella che risulta più attivata tra quelle disponibili nel lessico di output (Fig. 8.3).

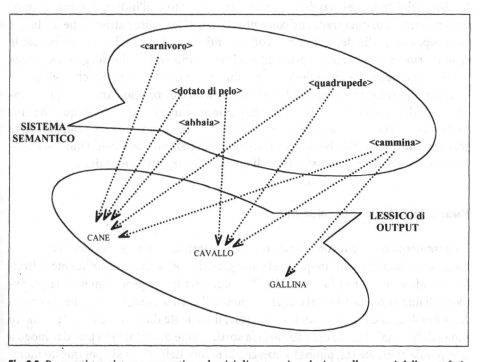

Fig. 8.3. Rapporti tra sistema semantico e lessici di output in relazione alla genesi delle parafasie semantiche. La figura mostra schematicamente il diverso livello di attivazione che, alle tre parole presenti in un ipotetico lessico di output, giunge dal sistema semantico quando un soggetto normale è chiamato a denominare la figura di un cane. La parola target (CANE) è attivata da tutti i tratti attivi in quel momento nel sistema semantico, le altre dai soli tratti che condividono il target. Se un deficit semantico "eliminasse" i tratti <carnivoro> e <abbaia> CANE e CAVALLO vedrebbero ad avere lo stesso livello di attivazione. Se viceversa un deficit lessicale rendesse indisponibile la parola CANE, il livello più alto di attivazione tra le parole residue verrebbe raggiunto da CAVALLO

Tuttavia, se la genesi delle parafasie semantiche è dubbia, l'atteggiamento del paziente rispetto ai propri errori può aiutare a dirimere la questione. Si chiamano *errori negati* quelle risposte erronee che il paziente dichiara tali, pur dimostrandosi incapace di fornire la risposta esatta. La parafasia semantica negata ha genesi probabilmente lessicale in quanto il paziente così facendo dimostra che la parola prodotta è stata selezionata "in mancanza di meglio" pur non corrispondendo alla rappresentazione semantica attivata.

Circonlocuzioni

Un altro errore di difficile interpretazione è la circonlocuzione. In questo caso il paziente, invece di produrre la parola target, fornisce una definizione più o meno accurata dell'entità che avrebbe dovuto denominare. Di fronte alla figura di un cane, potrebbe ad esempio rispondere "quello che vive in casa" oppure "spesso sono marroni; non tanto grandi". Anche in questo caso l'errore potrebbe originare tanto dall'indisponibilità nel lessico della parola target, quanto dall'indisponibilità nel modulo semantico di quei tratti che consentirebbero di far salire l'attivazione del target al di sopra di quella delle etichette concorrenti. Si noti che nell'esempio fornito le cose affermate dal paziente a proposito del cane sono vere anche del gatto; se allora il contenuto della sua circonlocuzione coincidesse con tutto quello che egli sa del cane come potrebbe scegliere tra le diverse etichette concorrenti? Anche in questo caso il metodo delle facilitazioni, proposto per le anomie può risultare di qualche aiuto; a questo si può affiancare un esame qualitativo delle circonlocuzioni semplicemente tenendo conto del fatto che le circonlocuzioni dei pazienti "lessicali" tendono ad essere più informative e circostanziate di quelle dei pazienti "semantici".

Parafasie fonologiche e neologismi

Diversamente da quelli considerati finora, le parafasie fonologiche sono errori più facilmente "localizzabili" in quanto la loro genesi si pone immancabilmente al livello lessicale e non al livello semantico. Per parafasia fonologica si intende la produzione di una risposta affine al target dal punto di vista fonologico. In genere la parafasia fonologica dà luogo a una non-parola; il paziente dice ad esempio "ponna" in luogo di "penna". Non di rado tuttavia la sostituzione di un fonema può dar luogo a una parola esistente (es. panna) senza che la natura dell'errore sia per questo mutata. In ogni caso si tratta della produzione di una rappresentazione fonologica degradata che è stata però attivata da una rappresentazione semantica integra. Un errore assolutamente sovrapponibile, che potremmo chiamare parafasia grafemica, può avvenire nella modalità scritta. È interessante notare come la consapevolezza rispetto all'errore vari notevolmente da paziente a paziente. Vi sono pazienti estremamente critici rispetto alle proprie produzioni parafasiche ed altri che sembrano non accorgersene. È verosimile che nei pazienti meno consapevoli si associ al danno lessicale in output un danno lessicale in input; in fondo monitorare le proprie parafasie fonologiche somiglia molto al compito di decisione lessicale descritto nel paragrafo precedente.

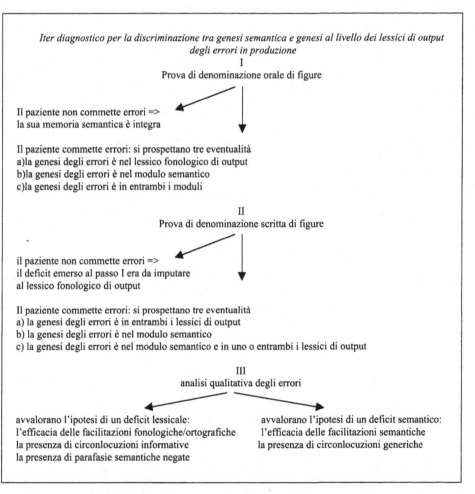

Fig. 8.4. Iter diagnostico per discriminare tra errori semantici ed errori lessicali di output. È utile tenere a mente che questo percorso è indicato per quei pazienti che commettono errori anche in comprensione. L'assenza di difficoltà sul versante ricettivo è infatti condizione sufficiente per garantire l'integrità del modulo semantico

Quando la produzione di un paziente consiste in una non-parola fonologicamente molto distante[6] dal target si parla di *neologismo*. L'interpretazione del neologismo non è univoca come quella della parafasia fonologica in quanto nulla garantisce che la produzione del paziente risulti da una degradazione del target. Immaginate un paziente che invece di "pera" produca "ruca", come facciamo a sapere che la rappresentazione semantica che egli ha tentato di esprimere sia effettivamente quella di *pera* e non per esempio quella di *uva*. In mancanza di questa certezza non ci sono ragioni per attribuire il *locus* della lesione al livello lessicale piuttosto che semantico.

---

[6] Un criterio spesso usato è quello di considerare neologismo una risposta, consistente in una non-parola, che condivide meno del 50% dei fonemi con il target.

Capitolo 9
Compiti semantici con materiale extraverbale

Indicazioni e controindicazioni per l'uso di materiale non verbale

In accordo con il modello descritto nel Capitolo 2, l'informazione contenuta nella memoria semantica non consiste semplicemente nel significato delle parole; ad essa facciamo ricorso ogniqualvolta si tratti di attribuire un significato a un'entità reale, sia essa verbale o extraverbale. La sua integrità, di conseguenza, ci serve non solo per capire che la tal parola ha il tale significato ma anche per capire che il tale oggetto è un esemplare del tale concetto; sia cioè per interpretare, per esempio, la parola "bottiglia", sia per capire che l'oggetto, che osservo sul mio tavolo, dotato di quel particolare aspetto è di fatto una bottiglia. Conseguenza diretta di questa situazione è che per valutare in un soggetto il funzionamento del sistema semantico non si deve ricorrere necessariamente a materiale verbale. Da punto di vista clinico ciò può essere di grande importanza in considerazione dei problemi, oggetto del capitolo precedente, legati alla discriminazione tra genesi lessicale e genesi semantica negli errori del paziente afasico. Le prove che descriveremo di seguito sono pertanto particolarmente utili ai fini clinici quando si tratti di valutare le competenze semantiche di un paziente "al netto" dell'effetto confondente esercitato da un concomitante deficit lessicale di una certa gravità.

L'uso di materiale non verbale, impone tuttavia di considerare l'eventualità che un fallimento si collochi al livello delle competenze gnosiche; ovvero a carico di quel tipo di modulo che nel capitolo precedente abbiamo assunto come illeso. Nell'ultimo paragrafo di questo capitolo ci occuperemo dei criteri utili a discriminare tra deficit semantico e deficit gnosico.

Un ulteriore *caveat* all'uso di materiale non verbale proviene dal fatto che non è sempre facile stabilire quando un test valuta effettivamente delle competenze semantiche e quando valuta anche, o soprattutto, delle capacità cognitive di diversa natura. Non a caso le ultime due prove tra quelle di seguito proposte, compaiono in una delle più autorevoli e diffuse scale per la misurazione del quoziente intellettivo: la WAIS (*Wechsler Adult Intelligence Scale*)[1]. Su questo problema torneremo, da un punto di vista "speculare" nel capitolo prossimo, che dedichiamo alla valutazione dell'intelligenza nel paziente afasico.

---

[1] Oggi si utilizza una versione rivista della scala (Wechsler 1981) di cui esiste anche una traduzione-adattamento all'italiano (Wechsler 1997).

Prove di accoppiamento

Nelle prove di questo tipo al soggetto è richiesto di accoppiare uno stimolo proposto in una data modalità sensoriale (visiva, tattile, ecc.) con un target da scegliere tra alcuni distrattori nella stessa o in un'altra modalità sensoriale. Stimolo, target e distrattori sono costituiti da materiale non verbale che il soggetto deve processare semanticamente per poter fornire la risposta esatta. Si possono proporre accoppiamenti acustici-visivi, visivi-visivi, tattili-visivi, ecc. Qui di seguito forniamo due esempi di questo tipo di prova.

Accoppiamento rumore-oggetto
In questa prova l'esaminatore fa ascoltare al paziente la registrazione di un rumore ambientale; compito di quest'ultimo è quello di accoppiare lo stimolo acustico con la figura che ne ritrae la naturale fonte sonora. Le figure nel ruolo di distrattore saranno scelte in modo da rappresentare sia entità semanticamente affini al target, ma che producono rumori assai diversi, sia entità semanticamente lontane che producono però suoni affini a quello del target. Se ad esempio il suono registrato è quello di una tromba, il distrattore semantico potrebbe essere rappresentato dalla figura di un violino e il distrattore acustico da quella di un automobilista che aziona il clacson. Per poter accoppiare il suono della tromba alla figura della tromba bisogna che lo stimolo sonoro sia in grado di evocare una rappresentazione semantica dotata del tratto <emesso da una tromba> e lo stimolo iconografico attivi una rappresentazione in cui compaia il tratto <emette quel dato suono>. La tendenza a selezionare il distrattore semantico sarà indicativa di un deficit semantico per le stesse ragioni per cui ciò accade nella prova di abbinamento parola-figura. La scelta viceversa di un distrattore acustico deporrà per un errore di tipo sensoriale o agnosico (vedi oltre).

Accoppiamento figura-figura
Questa prova consiste nell'abbinare a uno stimolo, consistente nella figura di un esemplare di un concetto, con una figura che ritrae un diverso esemplare dello stesso concetto. Assieme al target sarà presente un distrattore visivo, raffigurante un esemplare di un concetto diverso, percettivamente affine allo stimolo, e un distrattore semantico, raffigurante un concetto semanticamente affine ma percettivamente dissimile rispetto al target. Nell'esempio qui riprodotto (Fig. 9.1), lo stimolo è rappresentato dalla pentola di coccio, il target dalla pentola di acciaio, il distrattore visivo dal vaso di coccio e il distrattore semantico dalla caffettiera. Anche in questo caso per riuscire nella prova sarà necessario una competenza semantica in quanto si tratterà di elaborare una rappresentazione semantica a partire da ciascuno degli input visivi, per poi stabilire quali delle quattro rappresentazioni corrispondono allo stesso concetto. L'interpretazione di questa prova è del tutto parallela a quella della prova precedente: la scelta del distrattore semantico depone per il deficit semantico, quella del distrattore visivo per un deficit sensoriale o agnosico (vedi oltre).

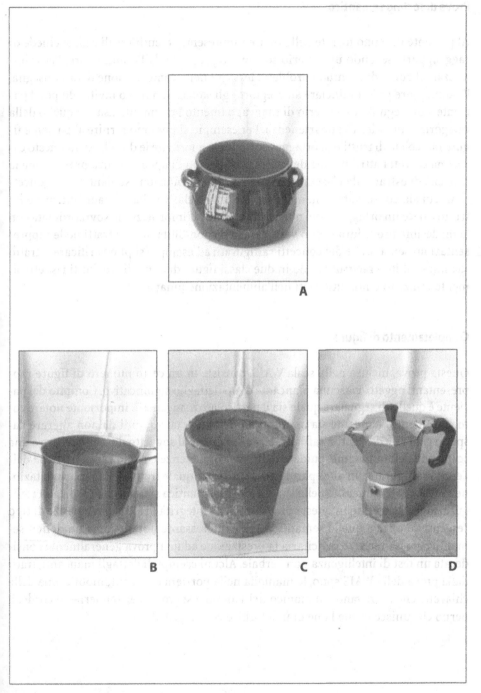

Fig. 9.1. Esempio di figure usate in una prova di accoppiamento visivo-visivo. La risposta esatta consiste nell'abbinare la figura A con la figura B (*target*) che rappresenta un altro esemplare del medesimo concetto di *pentola*; nel ruolo di distrattori: la figura D (*distrattore semantico*) e la figura C (*distrattore percettivo*)

Prove di *sorting* semantico

Al paziente vengono fornite delle figure rappresentanti entità reali e gli si chiede di raggrupparle secondo un criterio semantico proposto dall'esaminatore. Per minimizzare il ruolo di eventuali problemi lessicali nella comprensione della consegna, l'esaminatore può cominciare ad eseguire egli stesso il compito invitando poi il paziente a proseguire. Un criterio di raggruppamento largamente usato è quello della categoria semantica di appartenenza. Per esempio si possono fornire al paziente figure mescolate di frutti e di ortaggi, esortandolo a formare le due classi. In questo caso, una corretta attribuzione delle figure al gruppo di appartenenza presuppone la capacità di estrarre da ciascuna figura una rappresentazione semantica del concetto in cui sia conservata almeno l'informazione relativa alla sovraordinata: <è un frutto> o <è un ortaggio> nel nostro caso. Oltre all'informazione sovraordinata con la medesima procedura si può verificare la disponibilità di altri tratti nelle rappresentazioni semantiche dei concetti raffigurati; ad esempio si può verificare il tratto <commestibile> raggruppando in due classi figure di animali e/o frutti rispettivamente utilizzati o non utilizzati nell'alimentazione umana.

Completamento di figure

Questa prova, inclusa nella scala WAIS, consiste in un certo numero di figure rappresentanti oggetti, ciascuna mancante di un dettaglio significativo. Compito del paziente è quello di segnalare quale sia il particolare mancante. È importante notare come l'elemento mancante sia in effetti un dettaglio, tale quindi da non alterare l'aspetto generale dell'entità raffigurata. Per scoprirlo il soggetto deve procedere a una scansione dell'immagine, guidata dalle sue competenze circa le caratteristiche dell'entità raffigurata[1]. In altre parole deve verificare quale tratto della rappresentazione attivata dall'immagine nella sua memoria semantica sia stato omesso dalla raffigurazione. Il successo in questa prova implica l'integrità di altre competenze di tipo "esecutivo" oltre a quella semantica, ma è interessante notare come un deficit semantico possa rendere deficitaria la prestazione ad una prova generalmente considerata un test di intelligenza non verbale. Alcuni esempi di dettagli mancanti, tratti dalla prova della WAIS sono, la maniglia nella portiera di un automobile, una delle chiavette che si trovano sul manico del violino e servono per tenderne le corde, il perno che unisce le due lame di una forbice ecc. (Fig. 9.2)

---

[1] Sulla necessità del ricorso a informazioni semantiche per il superamento di questa prova, vedi Hodges e coll. (1992).

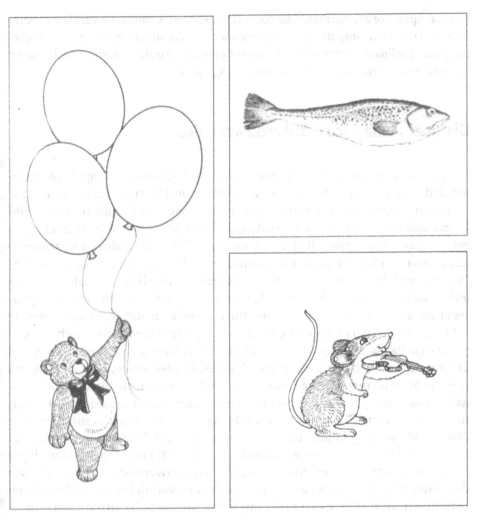

Fig. 9.2. Esempio di figure simili a quelle usate nella prova di completamento di figure della WAIS. I particolari mancanti in questo caso, sono il filo di uno dei tre palloncini, le pinne del pesce e l'archetto del violino. Il fatto che alcune figure contengano elementi irreali non modifica sostanzialmente le richieste cognitive del compito

Riordinamento di storie figurate

Un'altra prova, inclusa nella WAIS, in cui il ricorso a competenze semantiche può essere considerato necessario anche se non sufficiente, è la prova di riordinamento di storie figurate. Davanti al soggetto vengono disposte in ordine sparso un certo numero di vignette (da 4 a 6): suo compito è quello di ordinarle in modo da creare una narrazione per immagini. Per riuscire in questo intento sono senza dubbio necessarie competenze extrasemantiche come la capacità di formulare e verificare ipotesi; tuttavia un ruolo importante spetta ancora una volta alle competenze semantiche: per poter riordinare coerentemente le figure bisogna innanzitutto averle singolarmente riconosciute ovvero aver attribuito loro un significato.

Disturbo semantico e disturbo agnosico

Nel quadro del nostro modello semantico lessicale di riferimento (Cap. 2), oltre a un deficit di memoria semantica vi sono altri possibili *loci* funzionali al livello dei quali una lesione potrebbe determinare una prestazione insufficiente in un compito concettuale con materiale extraverbale. Questi *loci* sono quelli relativi all'elaborazione di percetti extraverbali, di tipo visivo, acustico, tattile o altrimenti sensoriale. Si tratta in altre parole di quei moduli che nella Figura 2.3 vengono definiti "Sistemi modalità specifici per il processamento di stimoli non verbali". Una loro lesione dà luogo a una serie di disturbi neuropsicologici, noti come agnosie (agnosia visiva, acustica, tattile, ecc.). Il concetto di agnosia è mutato considerevolmente nel tempo (si vedano i Capitoli 4 e 5) ed anche oggi ha almeno due grandi accezioni: una, quella discussa a proposito degli studi di E. Warrington (Cap. 5), si pone al di fuori del nostro modello semantico lessicale di riferimento, per cui, in questo capitolo di taglio prettamente clinico, non verrà ulteriormente discussa; la seconda è quella di cui qui di seguito brevemente ci occuperemo. L'agnosia, nell'accezione che qui ci interessa, può essere considerata un deficit modalità specifico (cioè limitato ad una singola modalità sensoriale) nell'identificazione di uno stimolo non verbale percepito attraverso i sensi. Così come lo stimolo verbale, prima di poter essere interpretato semanticamente, deve essere riconosciuto come elemento del lessico (funzione questa a cui sono preposti i lessici di input), similmente un percetto extraverbale, visivo o altrimenti sensoriale, per poter attivare una rappresentazione semantica deve prima essere identificato. La necessità di un'operazione cognitiva intermedia tra la percezione dell'esemplare di un concetto e l'attivazione, nella memoria semantica, dei tratti relativi alla sua rappresentazione, può essere resa più intuitiva con due ordini di considerazioni, uno teorico e l'altro clinico. Dal punto di vista teorico possiamo considerare come una gamma virtualmente infinita di entità fisicamente diverse debba venir messa in relazione con ogni singola rappresentazione semantica. Consideriamo il caso della rappresentazione coincidente con il concetto di "cane": io dovrò poterla attivare quale che sia il particolare angolo visivo sotto cui percepisco un esemplare di questo animale (da dietro, di fianco, ecc.), nonché quale che sia la posizione relativa delle sue membra nel momento in cui lo percepisco (seduto, sdraiato, ecc). Per poter attivare la stessa rappresentazione a partire da stimoli visivi così diversi bisogna che ad un certo livello di elaborazione percettiva io li abbia ricondotti all'unità, ad una rappresentazione visiva uguale per tutti gli esemplari di quel concetto. Tale livello di elaborazione (non solo visiva, ma anche tattile, acustica, ecc.) coincide appunto con il *locus* funzionale del deficit agnosico. Le rappresentazioni prodotte a questo livello contengono in un certo senso le caratteristiche sensoriali astratte comuni a tutti gli esemplari di uno stesso concetto. Ed è proprio la natura sensoriale di queste rappresentazioni che spiega perché il tipico errore agnosico consista nella confusione tra concetti i cui esemplari hanno caratteristiche fisiche simili.

Da un punto di vista clinico la prova che esista uno stadio cognitivo intermedio tra la stimolazione sensoriale e l'attribuzione del significato è garantita dal fatto che vi sono pazienti con un deficit nell'attribuzione di un significato all'esemplare di un concetto percepito, limitati ad una sola modalità sensoriale: un paziente affetto da agnosia visiva, ad esempio, potrebbe non essere in grado di riconoscere una chiave guardandola, ma dimostrarsi del tutto capace di riconoscerla e denominarla al tatto. La situazione speculare si verificherebbe in corso di agnosia tattile. Conseguenza di questo stadio cognitivo intermedio tra il percepire e l'attribuire significato al percetto è che una caduta in un compito che richieda d'interpretare semanticamente stimoli non verbali potrebbe venire ascritta, oltre a un deficit della memoria semantica, anche a un deficit di tipo agnosico. Tale capacità è richiesta ovviamente anche in quelle prove in cui il materiale extraverbale viene utilizzato in associazione al materiale verbale, come avviene nel compito di abbinamento figura-parola o in quello di denominazione di figure (Cap. 8). Anche in questi casi allora bisogna tenere conto che una risposta errata potrebbe avere origine al livello presemantico nel processo di analisi del materiale visivo.

Prima di prendere in considerazione l'eventualità di un disturbo presemantico di tipo agnosico, bisogna però avere escluso la presenza di problemi di natura prettamente sensoriale. Questo significa, per esempio, che se lo stimolo che il paziente non riesce a interpretare è visivo, bisognerà innanzitutto escludere la presenza di problemi oculistici gravi; mentre se lo stimolo è tattile bisogna escludere problemi di sensibilità e di motricità al livello delle dita e così via.

Abbiamo già visto quali indizi di un deficit agnosico si possono individuare nella performance di un soggetto in prove di accoppiamento con materiale extraverbale, vediamo ora che conseguenze avrebbe un'agnosia visiva sulle prove di abbinamento parola-figura e di denominazione di figure. Per rendere la prima sensibile a un deficit gnosico bisognerebbe affiancare al distrattore semantico e a quello fonologico un distrattore percettivo, dotato cioè di somiglianza visiva con il target. Anche in questo caso come nelle prove di accoppiamento la scelta di quest'ultimo tipo di distrattore potrebbe far pensare a un deficit sensoriale o agnosico. Nella prova di denominazione invece, il deficit agnosico ha come conseguenza la produzione di un certo numero di *errori visivi*, ovvero di risposte coincidenti con il nome di un'entità fisicamente affine al target ma priva di relazioni semantiche con quello; il paziente potrebbe ad esempio produrre "palla" in risposta alla figura di un'arancia.

Per dirimere la questione del *locus* funzionale semantico o agnosico, si procederà tenendo conto della natura modalità specifica dei deficit agnosici. Ciò suggerisce di riproporre una prova analoga a quella in cui il paziente ha fallito, modificando però il canale sensoriale attraverso cui deve essere percepito lo stimolo extraverbale. Nel caso della denominazione di oggetti ad esempio, se gli errori fossero imputabili ad agnosia visiva, e non a deficit semantico-lessicali, il paziente dovrebbe essere in grado di denominare senza errori se gli si consentisse di manipolare l'oggetto[2].

---

[2] Inoltre egli non dovrebbe manifestare problemi (sempre che i suoi lessici siano integri) in una prova di denominazione su definizione con stimoli del tipo "qual è quel frutto arancione, rotondo, diviso in spicchi, che si mangia dopo averne tolto la buccia?".

Capitolo 10
Valutazione dell'intelligenza nel paziente afasico

Disturbo del linguaggio e disturbo del pensiero

Il problema della valutazione dell'intelligenza nel paziente afasico ha rivestito una grande importanza dal punto di vista teorico quando nella prima metà del Novecento, in opposizione alla sistemazione associazionistica dell'afasia, si mirava a raccogliere prove dell'esistenza di un disturbo cognitivo generale sotteso al deficit linguistico. Secondo gli oppositori di Wernicke e Lichtheim (Cap. 2), il disturbo linguistico andava inteso come la manifestazione verbale di un disordine del pensiero. Si capisce come da questo punto di vista dimostrare la caduta degli afasici in prove di intelligenza potesse avere un significato cruciale. Sfortunatamente però buona parte degli studi dedicati alla comprensione di questo quesito furono inficiati da due gravi (e forse fatali) vizi di prospettiva. Da un lato l'assunto che il disturbo di linguaggio fosse in realtà un disturbo di pensiero portava i ricercatori a considerare gli afasici come un gruppo omogeneo (senza distinguere dunque tra deficit semantico e deficit lessicale). Dall'altro, il medesimo assunto li portava a non fare distinzione tra compiti concettuali basati su competenze semantiche e compiti concettuali di altro genere.

A partire dagli anni settanta del secolo scorso si è osservata una tendenza a tener conto delle variabili *tipo di deficit afasico* e *tipo di compito concettuale*, senza però che si sia giunti a risultati definitivi. (Per una rassegna storica di questo tipo di studi si rimanda il lettore interessato a consultare Vignolo 1996).

Le brevi considerazioni che seguono non hanno ovviamente la pretesa di dirimere la questione dei rapporti tra disturbo del linguaggio e disturbo del pensiero; nostra intenzione è più semplicemente quella di completare questa serie di capitoli dedicata alla diagnosi differenziale tra disturbo semantico e disturbi "vicini", con alcune considerazioni sulle caratteristiche che rendono un test di intelligenza non verbale più indicato per valutare il livello di performance di un paziente afasico al netto di un eventuale concomitante disturbo semantico.

Compiti non semantici con materiale extraverbale

Nel Capitolo 1 abbiamo proposto alcune considerazioni teoriche sui rapporti tra linguaggio e pensiero; allora si disse che il significato delle parole, ovvero i concetti, possono essere considerati come criteri classificatori che il soggetto ha appreso e che utilizza applicandoli alla realtà esterna. Era proprio in quest'attività classificatoria che abbiamo individuato il trait-d'union tra linguaggio e pensiero. I compiti semantici con materiale extraverbale che abbiamo illustrato nel Capitolo 9 avevano tutti in comune la richiesta di attribuire un significato a degli oggetti extralinguistici: consistevano cioè nell'applicazione di un criterio concettuale. Se ciò è particolarmente evidente nella prova di *sorting*, è tuttavia vero anche per tutte le altre prove allora descritte: categorizzare le figure come istanze di determinati concetti era infatti il prerequisito che le accomunava tutte. In questa sezione descriveremo invece delle prove di ragionamento non semantico che pertanto sono particolarmente adatte per la valutazione dell'intelligenza nel paziente afasico. È interessante notare come le prime tre, similmente alle prove semantiche, non prescindano in realtà dal richiedere al soggetto l'applicazione di criteri classificatori, tuttavia una fondamentale differenza è che in questo caso i criteri classificatori non vanno attinti dalla memoria semantica ma sono per così dire intrinseci al materiale somministrato. La quarta prova, non solo non si basa su criteri semantici, ma non richiede affatto il ricorso a una qualche abilità classificatoria. In questo senso essa può essere considerata quella funzionalmente più lontana dai compiti semantici.

Test colore-forma di Weigl

Il materiale di questo test ideato da Weigl (Weigl 1927) consiste in un certo numero di tessere di legno, ciascuna descrivibile in base a un numero limitato di caratteristiche quali il colore, la forma, lo spessore. Compito del soggetto è quello di raggrupparli applicando un criterio a sua scelta. Confrontando questo compito con il *sorting* semantico precedentemente descritto, possiamo notare come entrambi richiedano un'importante abilità cognitiva, consistente nell'applicazione a un insieme di oggetti di un criterio classificatorio. Tuttavia, nel compito di *sorting* il criterio andava attinto alla rappresentazione semantica dei concetti di cui gli items del test rappresentano altrettanti esemplari; se bisogna formare i gruppi di frutta e di verdura a partire da figure di esemplari appartenenti alle due categorie, bisognerà infatti verificare nelle rappresentazioni semantiche di ciascun concetto la presenza alternativamente del tratto <è un frutto> oppure <è una verdura>. Nel test di Weigl invece il criterio classificatorio (colore, forma, spessore) è intrinseco al materiale testistico e non va reperito in nessun magazzino di memoria a lungo termine. Questa importante differenza fa di questo test, a differenza di altri compiti non verbali, uno strumento idoneo a valutare le capacità di ragionamento in un paziente affetto da disturbo semantico.

Matrici progressive di Raven

Un altro test che valuta la capacità di applicare un criterio intrinseco al materiale somministrato è costituito dalle Matrici progressive di Raven (Raven 1962). Questo test, molto usato in ambito clinico, consiste in un certo numero di tavole astratte (Fig. 10.1), caratterizzate da una lacuna rettangolare, compito del soggetto è quello di scegliere tra sei tessere, uguali per forma e dimensioni alla lacuna, quella che meglio la potrebbe colmare. Per selezionare la tessera giusta tra le numerose alternative, il soggetto deve scegliere applicando criteri di natura e difficoltà variabile, ma comunque deducibili dall'osservazione della tavola incompleta.

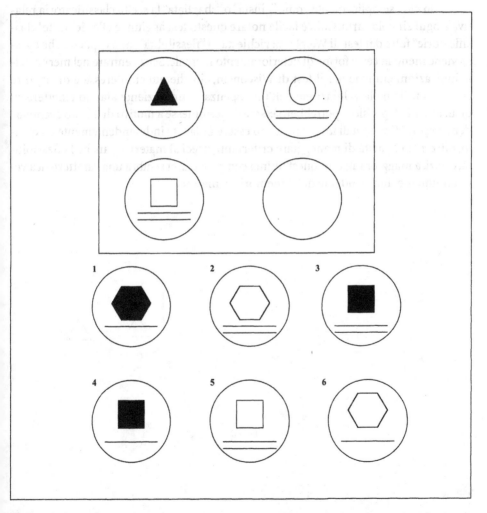

Fig. 10.1. Esempio di tavola, simile a quelle usate nel test di Raven; la risposta corretta è la numero 1. In questo modo, nel rigo inferiore, come in quello superiore la figura di destra si differenzia da quella di sinistra per forma, colore e numero di barre

Test di Wisconsin

Un altro test che misura la capacità di applicare criteri intrinseci, ma al tempo stesso, in questo caso, di giovarsi del feedback fornito dall'esaminatore è il test di Wisconsin (*Wisconsin card sorting test*, Berg 1948). Per l'esecuzione del test si usa un mazzo di carte illustrate con figure geometriche; le figure presenti su ciascuna carta possono variare per numero, forma e colore (Fig. 10.2). Esistono diverse varianti di somministrazione del test, accomunate tutte da una duplice richiesta fatta al soggetto: per prima cosa egli deve essere in grado di estrarre i criteri classificatori dal materiale e di applicarli coerentemente; secondo, deve esser in grado di passare da un criterio all'altro, giovandosi delle indicazioni che lo sperimentatore gli fornirà in modo implicito, decretando cioè semplicemente come "giusta" o "sbagliata" la scelta classificatoria relativa a ogni singola carta. Com'è facile notare questo test aggiunge alle richieste "classificatorie" fatte dal test di Weigl una richiesta di "flessibilità", una capacità che spesso viene meno in certe forme di deterioramento mentale. Senza entrare nel merito delle indicazioni cliniche per il test di Wisconsin, ciò che qui ci interessa è di ribadire come sia utile nella valutazione dell'intelligenza di un paziente afasico riflettere su quali attività di pensiero potrebbero essere compromesse a motivo di un suo eventuale deficit semantico e quali invece possono essere indagate indipendentemente da quello; oltre alla capacità di maneggiare criteri intrinseci al materiale, anche la flessibilità, e anzi, a maggior ragione, quest'ultima competenza, ci sembra una caratteristica verosimilmente indipendente dalla memoria semantica.

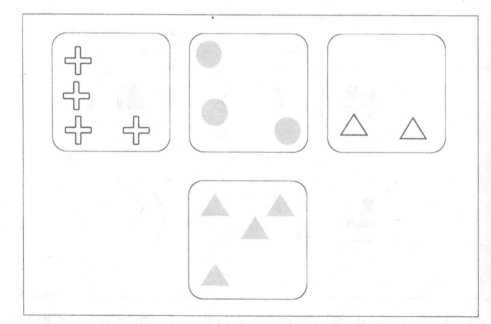

Fig. 10.2. Esempio di carte usate per il test di Wisconsin. La carta in basso può essere abbinata con ciascuna delle carte in alto, applicando, rispettivamente, i criteri di "numero", "colore", "forma"

Test della Torre di Londra

Concludiamo questa breve esemplificazione di test, che potremmo definire di ragionamento su basi non semantiche, con la descrizione di un test concepito per studiare la capacità di fare previsioni circa le implicazioni di un'azione sulle successive. Il test della Torre di Londra (Shallice 1982) consiste di tre palline forate, di diversi colori e di una tavoletta provvista di tre pioli disposti in fila (Fig. 10.3). I pioli sono di lunghezza decrescente, sicché il primo è in grado di accogliere tutte e tre le palline, quello mediano ne può accogliere solo due, mentre sull'ultimo c'è spazio per una pallina sola. Al paziente viene consegnata la tavoletta con le tre palline già disposte nella configurazione di partenza; muovendo una sola pallina per volta, suo compito sarà quello di giungere nel numero minore di mosse a una configurazione di arrivo. Questo test si pone idealmente agli antipodi dei test che abbiamo definito semantici con materiale non verbale: esso infatti, oltre a non richiedere il ricorso a competenze semantiche (come già il test di Weigl, le Matrici di Raven e il Wisconsin), non richiede neanche quell'abilità a maneggiare criteri classificatori che potremmo considerare una sorta di ponte tra compiti prettamente semantici e compiti prettamente logici.

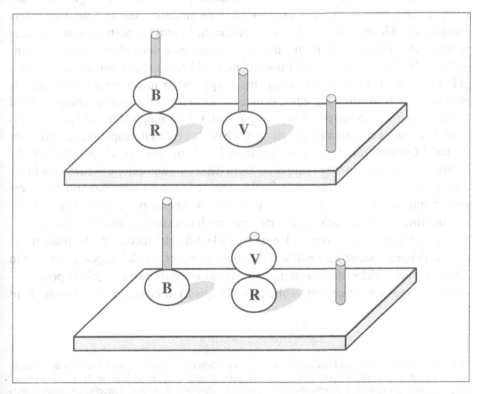

Fig. 10.3. Test della Torre di Londra. Partendo da una configurazione data, in alto, il soggetto deve ottenere la configurazione d'arrivo, in basso, con il minor numero di mosse

Disturbo della memoria semantica: caratteristiche ecologiche

Esistono due modi per valutare un paziente affetto da un deficit neuropsicologico: registrare le sue prestazioni in prove "di laboratorio" come quelle descritte fino ad ora o osservare come si comporta nel suo "ambiente naturale", in situazioni di vita quotidiana. Questo secondo punto di vista, comunemente definito ecologico, è assai importante nel contesto di una valutazione dell'intelligenza se si pensa che la funzione principale che si è soliti attribuire all'intelligenza è proprio quella di consentire un'interazione favorevole con l'ambiente. È facile immaginare come il funzionamento ecologico debba essere messo in relazione con il deficit neuropsicologico osservato in laboratorio. Tale relazione non è però sempre lineare e trasparente come ci si potrebbe aspettare. Senz'altro non lo è nel caso di pazienti il cui unico deficit neuropsicologico sia rappresentato da un disturbo della memoria semantica.

Una sindrome caratterizzata da un deficit selettivo della memoria semantica, dovuto a un processo degenerativo del sistema nervoso centrale, ha guadagnato un crescente interesse da parte dei ricercatori negli ultimi vent'anni. La demenza semantica, questo il nome con cui recentemente è stata etichettata (Snowden et al. 1989), al giorno d'oggi è stata descritta in un sufficiente numero di casi perché sia possibile riassumerne le caratteristiche principali sul piano neuropsicologico. Secondo Hodges e coll. 1992, il quadro è caratterizzato da un deficit selettivo della memoria semantica (evidenziabile tanto in prove verbali che in prove concettuali con materiale non verbale), nel contesto di un risparmio sostanziale delle altre componenti linguistiche (lessicali e sintattiche). Risparmiate sarebbero anche le restanti funzioni cognitive e in particolare le abilità logiche, se applicate a materiale non verbale, e la memoria autobiografica. Fin qui la situazione sotto il profilo neuropsicologico. Qual è il quadro clinico "corrispondente" dal punto di vista ecologico? In altre parole, quali disabilità causa al paziente nella vita quotidiana la perdita del sapere semantico concettuale? Coerentemente con il nostro modello di riferimento, tale perdita dovrebbe avere delle conseguenze tanto nella sfera della comunicazione verbale che in altri aspetti della vita quotidiana. In fin dei conti se le competenze semantiche ci servono a interpretare l'esperienza, un paziente che avesse perso questa facoltà dovrebbe trovarsi in difficoltà in un certo numero di situazioni quotidiane. Mentre tuttavia tutti gli autori sono concordi nel riferire le difficoltà incontrate dai pazienti affetti da demenza semantica nell'uso ricettivo ed espressivo del linguaggio anche in situazioni ecologiche, molti sostengono che sul versante extraverbale la perdita di informazione semantica resterebbe priva (o quasi) di conseguenze[1]. Questo è un

---

[1] Un punto di vista diverso, tendente a mettere l'accento sui deficit ecologici dei pazienti con disturbo semantico è stato sostenuto da Hodges e coll. (2000). Il reperto di una sindrome di Kluever-Bucy è stato inoltre messo in relazione con il deficit semantico da Warrington e Shallice in pazienti con encefalite erpetica. Questa sindrome, caratterizzata tra l'altro dall'ingestione indiscriminata di cose non commestibili (es. mozziconi di sigaretta) è stata osservata anche in pazienti con demenza semantica (vedi Hodges e coll. 1992).

chiaro paradosso. Se da un lato affermo che il paziente non è più in grado di *dire* "letto" perché ha perso l'informazione semantica che mantiene distinti, per esempio, il concetto di letto dal concetto di tavolo (vedi il paragrafo sulle parafasie semantiche nel Capitolo 8) perché al momento di *usarli* dovrebbe dimostrare di conoscere queste differenze? Eppure sono stati descritti numerosi "dementi semantici" che non solo non mangiavano sul letto o dormivano sul tavolo ma che erano in grado di continuare a dedicarsi ai loro hobby (Snowden et al. 1996) o addirittura a svolgere, almeno in parte, la loro attività professionale (ad esempio quella di architetto nel caso del paziente descritto da Barbarotto e coll. 1995). Questo apparente paradosso può essere spiegato in diversi modi. Una possibilità è quella di riprendere in considerazione i modelli neurolinguistici in cui la memoria semantica non è sopramodale ma modalità specifica rispetto all'accesso (Cap. 5). Da questo punto di vista la contrapposizione tra abilità verbali e abilità a svolgere alcune azioni quotidiane che implicano una corretta interpretazione degli oggetti reali si spiega nel quadro di una compromissione selettiva della memoria semantica verbale, contrapposta a un risparmio della memoria visiva. Questa è la spiegazione che Lauro-Grotto e coll. (1997) danno della condotta della loro paziente, affetta da demenza semantica, alla quale se veniva verbalmente richiesto di mostrare come si prepara la pastasciutta fissava l'esaminatore senza fare o dire nulla, ma in presenza degli oggetti reali mostrava di sapere esattamente come si deve procedere. Tuttavia il fatto che i pazienti affetti da demenza semantica falliscano in genere anche in compiti semantici con materiale extraverbale, rende l'ipotesi di un risparmio della memoria semantica visiva poco plausibile. Le buone performance di questi pazienti sul piano ecologico hanno dunque probabilmente un'altra spiegazione. La più semplice consiste nel rifarsi alla classica dissociazione tra condizioni "automatiche" relativamente più facili per i pazienti neuropsicologici e condizioni "volontarie" relativamente più difficili per gli stessi. La cosiddetta dissociazione automatico-volontario, descritta per la prima volta da Jackson (1879) a proposito dell'afasia, si riscontra in numerose sindromi neuropsicologiche, entrando talvolta addirittura a far parte delle caratteristiche distintive del quadro. È questo il caso dell'aprassia. Il paziente aprassico si dimostra incapace di compiere su richiesta dell'esaminatore semplici gesti a carico degli arti superiori, come salutare, negare con il dito, fare il segno della croce, ecc.; tuttavia, nel contesto appropriato compie senza difficoltà quegli stessi gesti. Anche il reperimento dell'informazione semantica può avvenire in situazioni che richiedono un diverso grado di intenzionalità; maggiore verosimilmente in situazioni di laboratorio, minore in condizioni più naturali. Vi è tuttavia un altro aspetto, forse ancora più importante, per cui condizioni di laboratorio e condizioni ecologiche differiscono: mentre infatti l'interpretazione semantica dell'esperienza in condizioni ecologiche può giovarsi di un gran numero di suggerimenti ambientali, essi in genere sono assenti in condizioni di laboratorio. Si pensi all'esempio precedente, relativo ai concetti di tavolo e letto; la discriminazione tra queste entità in un compito di abbinamento parola-figura non può giovarsi di una serie di informazioni provenienti, per esempio, dalla diversa ubicazione dei due mobili nell'appartamento e soprattutto dalle diverse *routines*[2], rispettivamente quella del mangiare e quella del dormire, in cui al paziente in condizioni ecologiche è richiesto d'interpretare semanticamente gli esemplari dei due concetti. Se si pensa all'effetto estraniante che Duchamp otteneva, all'inizio del secolo scorso, con le sue opere "prefabbricate", semplicemente esponendo oggetti d'uso comune (una rastrelliera per bottiglie, una bicicletta, un coperchio di macchina da scrivere) nei luoghi deputati all'arte, si può capire come l'effetto estraniante del laboratorio possa condurre il paziente con un'informazione semantica parziale fino al mancato riconoscimento dell'esemplare percepito. Se le cose stanno così, lo scarto tra prestazioni testistiche e livello di funzionamento ecologico non significherebbe che il paziente nella vita quotidiana usa risorse qualitativamente diverse da quelle che applica in laboratorio, ma semplicemente che le richieste rivolte allo stesso sistema funzionale in condizioni ecologiche sono più basse che in condizioni di laboratorio. Resta un ultimo punto da discutere brevemente: perché le informazioni contestuali reperibili in condizioni ecologiche giovano poco, o comunque meno, al paziente sul versante delle sue abilità verbali, specialmente espressive[3]? Una risposta plausibile è che per selezionare la parola corretta è necessaria un'informazione semantica assai più completa che per interagire correttamente con l'esemplare di un particolare concetto; se un paziente porta alla bocca quello che trova nel piatto, ciò facendo dimostra solo di sapere che si tratta di cibo, non di *quale* cibo si tratta. Inoltre, il parlare di una realtà, anche se data in quel momento, rispetto all'agire su di una realtà è un operazione assai più astratta. Le parole rimandano a concetti e non a esemplari di concetti; dire "finestra" anche standoci di fronte, significa essere in grado di ricondurre l'esemplare al concetto, stendere la mano per aprirla, implica soltanto l'aver riconosciuto *la propria* finestra, non possedere il concetto di finestra[4].

---

[2] È verosimile che simili situazioni ripetitive e stereotipate giochino un ruolo importante nell'organizzazione delle nostre competenze semantiche. Alcune considerazioni in proposito, unitamente a una bibliografia essenziale si trovano in Rumelhart (1986, Cap. 1).

[3] Si noti tuttavia come un certo incremento della comprensione in condizioni ecologiche è un reperto di comune osservazione con qualunque tipo di paziente affetto da disturbi del linguaggio.

[4] Portata all'estremo, quest'ultima linea di ragionamento, verrebbe a contraddire quello che abbiamo appena affermato e cioè che le informazioni usate in laboratorio e in condizioni ecologiche sono qualitativamente le stesse; tuttavia ci sembra lo stesso suggestivo proporla, in considerazione del fatto che molti pazienti, afflitti da gravi forme di demenza, non sono in grado di funzionare in qualsiasi contesto "naturale", ma solo nel *loro* contesto naturale; non sanno usare ad esempio tutti i bagni, ma solo il bagno di casa loro.

Capitolo 11
Il trattamento del disturbo semantico

Nozioni generali sul recupero funzionale

Abbiamo visto come da un punto di vista psicologico un deficit nello svolgimento di una particolare attività mentale possa essere descritto in termini di danno a carico di uno o più "moduli" facenti parte dell'architettura funzionale di quell'attività. Il correlato neurologico di tale danno *funzionale* consiste invece in una lesione a carico del sostrato neurale che consente materialmente l'esecuzione delle operazioni svolte dai moduli mentali. Anche il recupero funzionale di un paziente cerebroleso può essere descritto da entrambi i punti di vista: psicologico e neurologico. Cominciamo dal livello psicologico. Se la perdita di una data capacità va imputata al deficit a carico del modulo "A" a cosa dovremo il recupero della funzione lesa? La possibilità più intuitiva è ovviamente che il recupero sia da imputare al *ripristino* dell'attività del modulo "A". Sussiste tuttavia anche un'altra possibilità: il recupero funzionale può dipendere dal fatto che il paziente ha appreso una nuova strategia per svolgere la stessa operazione, che gli consente di sfruttare le risorse dei moduli illesi, "aggirando" il modulo deficitario. In questo caso il recupero non si deve al ripristino della funzione lesa ma piuttosto a una sua *sostituzione*. Un esempio può servire a chiarire il concetto. Se sulla mia calcolatrice si è rotto il tasto della moltiplicazione, come posso sapere quanto fa, per esempio, 345 x 3; le possibilità sono due, o faccio aggiustare il tasto della moltiplicazione (ripristino della funzione), o giungo al risultato desiderato sfruttando una funzione illesa (sostituzione): 345 x 3 = 345 + 345 + 345 = 1035.

Dal punto di vista neurologico, per spiegare il danno funzionale e i processi di recupero bisogna avere presenti alcune semplici caratteristiche del tessuto nervoso. Tra le diverse cellule che entrano a farne parte, i neuroni sono quelli che hanno per così dire il compito di fornire il sostrato materiale all'attività dei moduli mentali (Fig. 11.1). Caratteristica, a tal fine principale, del neurone è quella di essere in grado di trasmettere impulsi elettrici ad altri neuroni con cui è in contatto. Questo contatto si stabilisce al livello di particolari strutture cellulari dette sinapsi. Ogni sinapsi mette in relazione un neurone detto *presinaptico*, da cui parte l'impulso, con un neurone *post sinaptico* che lo riceve. Il neurone che riceve un impulso può essere indotto, in virtù di quello, o a inviare a sua volta impulsi ai propri neuroni postsinaptici (se l'impulso era eccitatorio) o a cessare di farlo (se l'impulso era inibitorio). In un dato momento ogni neurone può trovarsi alternativamente in una delle seguenti due condizioni: o è attivo, e allora invia impulsi (eccitatori o inibitori che siano) o non lo è. L'attività dei moduli mentali (o se vogliamo le rappresentazioni in essi contenute) è in relazione con le possibili configurazioni (*pattern*) di neuroni attivi e non attivi che possono aver luogo all'interno di circuiti di neuroni interconnessi. Al livello del modulo semantico, ad esempio, il correlato materiale che corrisponde alla condizione psicologica di un soggetto che guarda la figura di un cane è costituito da un subset di neuroni attivi in un circuito di miliardi di neuroni; un pattern di attivazione leggermente diverso corrisponderà all'interpretazione della figura di un gatto.

Immaginiamo che il danno, al livello materiale corrisponda con la morte di un certo numero di neuroni; il deficit, dal punto di vista neuropsicologico sarà allora il correlato del fatto che il circuito non può più esibire un determinato pattern di attivazione. A quali caratteristiche fisiologiche sono ora affidate le possibilità di recupero? A differenza delle cellule di altri tessuti, i neuroni nell'adulto hanno perso la facoltà di riprodursi, per cui se un circuito nervoso perde alcuni "cavi" questi cavi non possono essere sostituiti. Questo non significa però che le connessioni all'interno di un tessuto nervoso adulto abbiano perso qualsiasi forma di *plasticità*. Ciò non avviene almeno per due motivi: primo le sinapsi già esistenti possono modificare la propria efficacia, diventando più o meno inclini a lasciar passare i messaggi nervosi; secondo, i neuroni superstiti possono produrre nuove sinapsi[1], e con ciò nuovi ponti per trasmettere il messaggio. Le implicazioni di queste possibilità di riorganizzazione dei circuiti neurali sono di grandissima importanza per spiegare il recupero funzionale nel paziente cerebroleso, sia in termini di ripristino della funzione lesa che in termini di ricorso a strategie alternative. Nel primo caso il ruolo della plasticità neurale sarà quello di consentire nuovamente ad un determinato pattern di poter essere attivato all'interno di un circuito leso; nel secondo caso si tratterà di modificare le connessioni di circuiti già funzionanti in modo da renderli più idonei al processamento di materiale che prima dell'evento patologico veniva processato da altri sistemi.

Un'ultima caratteristica del tessuto nervoso ci consentirà infine di chiarire il ruolo della riabilitazione neuropsicologica nei processi di recupero funzionale. Questa caratteristica, confermata da una lunga serie di evidenze sperimentali[2], consiste nella sensibilità dei processi che garantiscono la plasticità neurale agli stimoli ambientali. In altre parole sia la creazione di nuove connessioni sinaptiche, sia il modificarsi dell'efficacia di connessioni preesistenti è influenzato dall'esercizio. Compito del riabilitatore è allora quello di proporre esercizi espressamente mirati al ripristino della funzione lesa e/o al potenziamento dei processi che possono fornire strategie atte a sostituirla.

---

[1] Anche in condizioni fisiologiche (non di malattia), tali caratteristiche di plasticità sono importantissime in quanto garantiscono la possibilità di apprendere nuove informazioni nel corso della vita: imparare qualcosa di nuovo significa infatti aver modificato a lungo termine, da qualche parte nel sistema nervoso centrale, le connessioni tra un certo numero di neuroni.

[2] Per approfondire l'argomento di questo paragrafo in generale e, in particolare, per una rassegna delle evidenze sperimentali in questione, il lettore è rimandato al lavoro di Basso A. (1996).

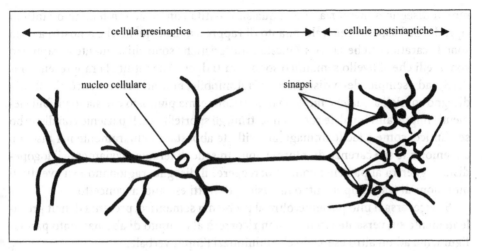

Fig. 11.1. Il neurone è il tipo di cellula che costituisce il sostrato materiale dell'attività mentale. I neuroni formano fitte reti di cellule interconnesse; al livello delle sinapsi un messaggio nervoso può viaggiare da una cellula all'altra

Terapia finalizzata al ripristino della funzione

Nel paziente neuropsicologico l'aspetto riabilitativo e quello valutativo sono strettamente correlati sia da un punto di vista teorico che da un punto di vista pratico. Da un punto di vista teorico infatti la valutazione è un prerequisito della riabilitazione in quanto serve a individuare i moduli deficitari che saranno oggetto di un trattamento mirante al ripristino della funzione lesa. Da un punto di vista pratico, i due aspetti sono accomunati dall'uso di un materiale largamente sovrapponibile, in quanto la terapia volta al ripristino consiste in larga misura nel far esercitare il paziente nello svolgimento di quegli stessi compiti in cui aveva fallito nella fase della valutazione. Il trattamento del disturbo della memoria semantica, da questo punto di vista, non fa eccezione, anche in questo caso gli esercizi da usare in terapia potranno essere costruiti sulla falsa riga dei test idonei a diagnosticare il deficit (vedi Capitoli 8 e 9).

Come si è visto per svolgere un compito "semantico" possono essere necessarie competenze extrasemantiche, per esempio lessicali o gnosiche. Questo pone il logopedista nella necessità di considerare sempre il quadro cognitivo generale del paziente in modo da scegliere, se possibile, esercizi che presentano delle difficoltà solo al livello del modulo che s'intende riabilitare. Se, per esempio, mi prefiggo di riabilitare la memoria semantica in un paziente con un grave disturbo concomitante a carico dei lessici di output, eviterò gli esercizi di denominazione, che richiedono contemporaneamente il ricorso a entrambi i tipi di competenze.

Un esercizio utile per lavorare sulla memoria semantica aggirando le difficoltà legate alle condizioni dei lessici di output è il disegno. Fatta eccezione per chi possiede delle competenze artistiche superiori alla media, normalmente, quando eseguiamo un disegno a memoria di una qualsiasi entità concreta, non tentiamo tanto di riprodurne l'aspetto generale, quanto di rappresentarne quelle che a nostro avviso sono le caratteristiche salienti. Queste caratteristiche sono chiaramente in rapporto con quelli che al livello semantico sono i tratti di cui è costituita la rappresentazione. Se, ad esempio, devo disegnare un'automobile, non mi preoccuperò che il mio disegno somigli a qualche modello in particolare, ma piuttosto che siano visibili elementi "importanti" quali le ruote, i finestrini, gli sportelli, ecc. Il paziente con disturbo semantico, come è facile immaginare, riflette abbastanza chiaramente nel disegno a memoria le sue carenze di informazioni. In sede di terapia, ovviamente il logopedista suggerirà al paziente come "correggere" il disegno, ragionando su eventuali omissioni di tratti importanti o intrusioni di tratti estranei al concetto.

Se viceversa il mio paziente, oltre al problema semantico, presenta deficit prevalentemente sul versante ricettivo, non ricorrerò al compito di abbinamento parola-figura, ma ad un altro esercizio che minimizzi l'input verbale.

Sarebbe impossibile, e scarsamente utile, enumerare qui tutti gli esercizi utilizzabili al fine di ripristinare il modulo semantico in un paziente cerebroleso; in realtà l'intero volumetto e in particolare la sua seconda parte può essere letto dal logopedista come una guida in base alla quale inventare infiniti esercizi semantici adattabili alle caratteristiche cognitive di ogni singolo paziente.

Terapia finalizzata alla sostituzione della funzione

Nel caso del deficit della memoria semantica, mentre è abbastanza chiaro il tipo di informazione che il paziente dovrebbe riapprendere al fine di "ripristinare" la funzione lesa[3], non è altrettanto scontato in cosa possano consistere le strategie alternative con cui ovviare al deficit semantico. È chiaro però che tali strategie non saranno le stesse in *tutte* le condizioni in cui il soggetto sano ricorre alle proprie competenze semantiche. In altre parole, quando il recupero funzionale è affidato alla sostituzione della funzione lesa, le risorse cognitive chiamate a vicariare il modulo deficitario sono strettamente dipendenti dalle caratteristiche del particolare compito con cui ci si deve confrontare. Facciamo un esempio: se un paziente ha un eloquio spontaneo caratterizzato da lunghe e frequenti pause anomiche a genesi semantica (Cap. 8), tali da rendere la sua produzione scarsamente intelligibile, un obiettivo desiderabile è senz'altro quello di ridurre queste pause, così da ottenere una comunicazione più efficace. A tale scopo può essere utile istruire il paziente a sostituire i termini che non riesce a produrre con termini più generici; questi ultimi, infatti, essendo dotati di una rappresentazione semantica meno ricca, potrebbero trovarsi "alla portata" delle competenze semantiche del paziente. È possibile che una conseguente ridu-

---

[3] Si tratta infatti dei tratti semantici di cui, come abbiamo visto, si ritiene siano costituite le rappresentazioni semantiche dei diversi concetti (vedi Capitoli 3-7).

zione delle latenze si traduca in un minor dispendio di risorse attentive sia per il paziente (che riuscirà così a non perdere il filo del discorso) sia per l'ascoltatore, con il risultato di un incremento dell'efficacia comunicativa. È ovvio che la strategia messa in campo in questo caso non avendo direttamente a che fare con il ricorso alle competenze semantico-concettuali non può essere allenata con qualsiasi esercizio semantico ma soltanto con compiti di produzione orale. D'altro canto, è altrettanto ovvio che gli eventuali benefici ottenuti con un simile addestramento non generalizzeranno agli altri compiti in cui è critico il ricorso alla memoria semantica. Se, ad esempio, la terapia sostitutiva invece che alla produzione è rivolta alla comprensione, altre saranno le strategie da mettere in atto, altri gli esercizi da utilizzare e ancora una volta nullo l'effetto di generalizzazione del beneficio, eventualmente ottenuto a situazioni "semantiche" diverse da quella riabilitata. Immaginiamo che sul versante ricettivo il mio scopo sia che il paziente giunga a capire alcune domande contestuali, in modo da agevolare il compito di chi lo accudisce. Una terapia "sostitutiva" potrebbe puntare non al ripristino delle competenze semantiche necessarie per interpretare le espressioni verbali con cui esprimo le domande, ma più limitatamente a far sì che egli riesca ad abbinare alcune locuzioni "fisse" ad altrettante *routines* (Cap. 10); tale abbinamento non sarà qualitativamente uguale a quello che lega un significante a un significato, e pertanto non potrà essere esercitato con qualunque compito idoneo ad attivare le rappresentazioni semantiche delle parole che occorrono nelle locuzioni in questione.

Così come la terapia volta al ripristino della funzione cognitiva è strettamente legata alle procedure diagnostiche utili a individuare il modulo deficitario, la terapia volta all'apprendimento di strategie alternative è strettamente legata a un'accurata valutazione dell'impatto ecologico del deficit cognitivo. Per stabilire un piano di trattamento "sostitutivo" il riabilitatore procederà allora a verificare quali siano le circostanze nella vita quotidiana del paziente su cui il deficit cognitivo incide più negativamente. Una volta individuate si tratterà di insegnare al paziente come confrontarsi con quelle circostanze sfruttando e potenziando le sue risorse alternative.

Sebbene questo tipo di approccio sia della massima importanza, specialmente con i pazienti più gravi, esso si può giovare assai meno direttamente dei modelli di funzionamento mentale elaborati dalla ricerca neuropsicologica ed è questo il motivo per cui il presente volume non può essere più di tanto d'aiuto al logopedista che si trovasse nella necessità di intraprendere questa via.

Bibliografia

Baddley A (1982) Your memory. A User's Guide. [trad. it. La memoria. Come funziona e come usarla, (1993) Laterza Bari]

Barbarotto R, Capitani E, Spinnler H, Trivelli C (1995) Slowly Progressive Semantic Impairment with Category Specificity. Neurocase 1: 107-119

Barsalou LW (1993) Flexibility, Structure, and Linguistic Vagary in Concepts: Manifestations of a Compositional System of Perceptual Symbols. In: Collins AF, Gathercole SA, Convay MA Morris PE (eds) Theories of Memory. Erlbaum Associates Ltd. Lawrence

Basso A (1996) Recupero delle funzioni cerebrali. In: Denes G, Pizzamiglio L (eds) Manuale di Neuropsicologia. Zanichelli Bologna

Broca P (1861) Remarques sur le siège de la faculté du language articulé, suivies d'une observation d'aphemie (perte de la parole). Bull Soc Anat Paris 6: 330-357

Capasso R, Miceli G (2001) Esame neuropsicologico dell'afasia E.N.P.A. Springer Verlag-Italia Milano

Caplan D (1992) Language, Structure, Processing, and Disorders The MIT Press

Caramazza A, Hillis AE (1990) Where do semantic errors come from? Cortex 26: 95-122

Caramazza A, Shelton JR (1998) Domain-specific knowledge systems in the brain: The animate-inanimate distinction. J Cogn Neurosci 10: 1-34

Collins AM, Quillian MR (1969) Retrieval time from semantic memory. J Verbal Learn Verbal Behav 8: 240-247

Collins AM, Quillian MR (1970) Experiments on semantic memory and language comprehension In: Gregg L, Cognition in Learning and Memory. John Wiley and Sons Inc. New York

Cruse DA (1986) Lexical semantics. Cambridge University Press Cambridge

De Renzi E, Lucchelli F (1994) Are semantic systems separately represented in the brain? The case of living category impairment. Cortex 30: 3-25

Farah MJ, Hammond KM, Mehta Z, Ratcliff G (1989) Category-specificity and modality-specificity in semantic memory. Neuropsychologia 27: 193-200

Funnell E, Sheridan JS (1992) Categories of knowledge? Unfamiliar aspects of living and non living things. Cognit Neuropsychol 9: 135-153

Gainotti G (1996) Evoluzione del concetto di afasia. In: Denes G, Pizzamiglio L (eds) Manuale di Neuropscologia. Zanichelli Bologna

Gainotti G (2000) What the locus of brain lesion tells us about the nature of the cognitive defect underlying category-specific disorders: a review. Cortex 36: 539-559

Garrard P, Lambon Ralph MA, Hodges JR, Patterson K (2001) Prototypicality, distinctiveness, and intercorrelation: Analyses of the semantic attributes of living and nonliving concepts. Cognit Neuropsychol 18: 125-174

Goodglass H, Klein B, Carey P, Jones KJ (1966) Specific semantic word categories in aphasia. Cortex 2: 74-89

Head H (1926) Aphasia and kindred disorders of speech. Cambridge University Press, Cambridge

Henderson W (1992) Sigmund Freud and the Diagram-maker School of Aphasiology. Brain Lang 43: 19-41

Hillis AE, Caramazza A (1991) Category-specific naming and comprehension impairment: A double dissociation. Brain 114: 2081-2094

Hodges JR, Patterson K, Oxbury S, Funnell E (1992) Semantic Dementia: Progressive Fluent Aphasia with Temporal Lobe Atrophy. Brain 115: 1783-1806

Hodges JR, Bozeat S, Lambon Ralph MA (2000) The role of conceptual knowledge in object use: Evidence from semantic dementia. Brain 123: 1913-1925

Jackson JH (1879) On affections of speech from disease of the brain. Brain 1: 304-330 [trad. it. La parola impossibile (1991) Franco Angeli Milano]

Laiacona M, Barbarotto R, Capitani E (1993) Perceptual and associative knowledge in category-specific impairment of semantic memory: A study of two cases. Cortex 29: 727-740

Laiacona M, Capitani E, Barbarotto R (1997) Semantic Category dissociations: A longitudinal study of two cases. Cortex 33: 441-461

Lauro-Grotto R, Piccini P, Shallice T (1997) Modality-specific operations in semantic dementia. Cortex 33: 593-622

Legrenzi P (1983) Linguaggio e pensiero. In: Kanisza G, Legrenzi P, Sonino M (eds) Percezione, linguaggio, pensiero: Un'introduzione allo studio dei processi cognitivi. Il Mulino, Milano

Lichtheim L (1885) On Aphasia. Brain 7: 433-484

Liepmann H (1908) Ueber die Agnostischen Stoerungen. Neurologisches Centralblatt 13: 609-617, 664-675

    I numeri di pagina citati si riferiscono alla recente trad. inglese in Della Sala S. Spinnler H (2000) Semantics in Utroque: Liepmann 1908 and Rosenfeld 1909. Cortex 37: 545-571

Lissauer H (1890) Ein Fall von Seelenblindheit nebst einem Beitrag zur Theorie derselben. Archiv fuer Psychiatrie 21: 222-270

    I numeri di pagina citati si riferisscono alla recente trad. inglese in Shallice T (1988) Lissauer on Agnosia. Cognitive Neuropsychol 5: 153-192

Lyons J (1981) Language and linguistics. University Press Cambridge [trad. it. Lezioni di linguistica (1987) Laterza Bari]

Malt BC, Smith EE (1984) Correlated Properties in Natural Categories. J Verbal Learn Verbal Behav 23: 250-269

Marshall JC, Newcombe F (1973) Patterns of Paralexia: A psycholinguistic approach. J Psycholinguist Res 2: 175-199

Martin A, Wiggs CL, Ungerleider LG, Haxby JV (1996) Neural correlates of category- specific knowledge. Nature 379: 649-652

Moss HE, Tyler LK, Durrant-Peatfield M, Bunn EM (1998) "Two Eyes of a See-through": Impaired and Intact Semantic Knowledge in a Case of Selective Deficit for Living Things. Neurocase 4: 291-310

Nielsen JM (1946) Agnosia, Apraxia Aphasia: Their Value in Cerebral Localization. Hoeber New York

Pinker S (1994) The language instinct [trad. it. L'istinto del linguaggio (1997) Arnoldo Mondadori Editore Milano]

Raven JC (1962) Coloured Progressive Matrices Sets A, Ab, B. HK Lewis London [una prima versione del test uscì nel 1938]

Rosch E (1975) Cognitive representations of semantic categories. J Exp Psychol 104: 192-233

Rumelhart D, McClelland JL (1986) Parallel distributed procesing. The MIT Press

Berg EA (1948) A simple objective technique for measuring flexibility in thinking. J Genet Psychol 39: 15-22

Sartori G, Job R (1988) The Oyster with four legs: A neuropsychological study on the interaction of visual and semantic information. Cognit Neuropsychol 5: 105-132

Saussure F de (1916) Cours de linguistique generale. Payot Parigi [trad. it. Corso di linguistica Generale (1967) Laterza Bari]

Shallice T (1982) Specific impairments of planning. Philos Trans R Soc London. Biol Sci 298: 199-209

Shallice T (1988) From Neuropsychology to Mental Structure. Cambridge University Press Cambridge [trad. it. Neuropsicologia e struttura della mente (1990) Il Mulino Bologna]

Silveri MC, Gainotti G (1988) Interaction between vision and language in category-specific semantic impairment. Cognit Neuropsychol 5: 677-709

Silveri MC, Daniele A, Giustolisi L, Gainotti G (1991) Dissociation between knowledge of living and nonliving things in dementia of the Alzheimer type. Neurology 41: 545-546

Snowden JS, Goulding PJ, Neary D (1989) Semantic dementia: a form of circumscribed cerebral atrophy. Behav Neurol 2: 167-182

Snowden JS, Griffiths HL, Neary D, (1996). Semantic-episodic memory interactions in semantic dementia: implications for retrograde memory functions. Cognit Neuropsychol 13: 1101-1137

Stewart F, Parkin AJ, Hunkin NM(1992) Naming impairment following recovery from herpes simplex encephalitis: category-specific? Q J Exp Psychol 44: 261-284

Tulving (1972) Episodic and semantic memory. In: Tulving E, Donaldson W (eds) Organization of Memory. Academic Press New York

Tyler LK, Moss HE, Durrant-Peatfield MR, Levy JP (2000) Conceptual Structure and The Structure of Concepts: A Distributed Account of Category-Specific Deficits. Brain Lang 75: 195-231

Tyler LK, Moss HE (2001) Towards a distributed account of conceptual knowledge. Trends Cognit Sci 5: 244-252

Vignolo LA (1996) Disturbi concettuali non verbali nell'afasia. In: Denes G, Pizzamiglio L (eds) Manuale di Neuropsicologia. Zanichelli Bologna

Warrington E (1975) The selective impairment of semantic memory. Q J Exp Psychol 27: 635-657

Warrington E, McCarthy R (1983) Category specific access dysphasia. Brain 106: 859-878

Warrington E, McCarthy R (1987) Categories of knowledge. Further fractionations and an attempted integration. Brain 110: 1273-1296

Warrington E, Shallice T (1984) Category specific semantic impairments. Brain 107: 829-854

Wechsler D (1955) Manual for the Wechsler Adult Intelligence Scale. Psychological Corporation New York

Wechsler D (1981) Manual for the Wechsler Adult Intelligence Scale-Revised. Psychological Corporation San Antonio

Wechsler D (1997) Manuale della Scala d'Intelligenza Wechsler per Adulti Riveduta (WAIS-R). Organizzazioni Speciali Firenze

Wernicke C (1874) Der Aphasische Symptomencomplex: Eine psychologische Studie auf anatomischer Basis. Max Cohn und Weigert Breslau

Weigl E (1927) Zur Psychologie sogenannter Abstraktionsprozesse, I Untersuchungen ueber das "Ordnen". Z Psychol 103: 1-45

Yamadori A, Albert ML (1973) Word Category Aphasia. Cortex 9: 112-125

Indice analitico

Printed in the United States
By Bookmasters